自然治癒力を高める連続講座

⑤

心の自然治癒力

心の自然治癒力

目次

CONTENTS

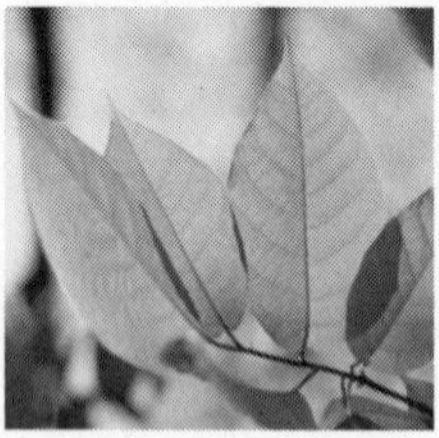

5 特集① 心と体を癒す身体術「気功」

6 気功新時代の幕開け……対談 津村喬（気功家・気功文化研究所所長）&上野圭一（翻訳家・鍼灸師）

19 特集② ストレスからの解放

20 免疫を鍛えてストレスに勝つ……安保徹（新潟大学大学院医学部教授）

30 うつ、ストレスに効くホメオパシー……帯津良一（帯津三敬病院名誉院長）

41 特集③ 心の自然治癒力を高める

42 心の治癒力を高める「五感健康法」……岩田弘敏（岐阜大学名誉教授）

54 心の治癒力がON《オン》になる時……黒丸尊治（彦根市立病院緩和ケア科部長）

表紙アート／はせくらみゆき（アートセラピスト）
デザイン／GRACE. inc

65 **特集④ 心と体を元気にする代替療法**

66 笑いは心の病の特効薬……昇幹夫（医師・日本笑い学会副会長）

76 人を幸せにする園芸療法……グロッセ世津子（園芸療法実践家）

86 心と体を覚醒するドラムセッション……佐々木薫（ドラムサークルファシリテーター）

95 **特別企画** 自然治癒力整理ノート「心と体のSOS」
「ストレス」「うつ」と心の自然治癒力

107 **エッセイ**

108 人は生きる意味を知った時、癒される……大村祐子（ひびきの村ミカエル・カレッジ代表）

118 心を空っぽにする方法……はせくらみゆき（アートセラピスト）

128 **アマゾン、インディオからの癒し**⑤ 亡くなったインディオへの鎮魂の旅……南研子（熱帯森林保護団体代表）

136 **チベット医学童話**⑤「タナトゥク」インド・ダラムサラより……小川康（チベット医学暦法大学生・薬剤師）

146 **最終回** 癌からの贈りもの……鈴木ゆみ（読者の手記）

154 **本の通信販売**

158 **読者の皆様と編集部で作るページ**

160 **奥付**

次号予告

第5号のごあいさつ

人は誰でも程度の差こそありますが自分を守り、人を傷つけないように配慮するために、ある程度まわりに気を使ったり、協調しようと努力します。しかし、まわりへの配慮や、協調があまりにも重荷になってしまったり、自分の本心が相手に伝わらないという状態になると、その負荷に耐えきれずしんどくなりストレスがたまります。

すると、いくら休んでも疲れがとれない、本当にリラックスできないという状態が続き、うつ、下痢、頭痛…といった病気を発症したりします。

ここでいうリラックスの意味は、ただ活動しないで、くつろぐ、休息するというだけでなく、自分を大切にする、例えば、親から本当に大切にされた経験のある人はその記憶をたどって自分で自分を大切にする術を、何となく身につけていますが、それが欠けている場合は、どうしたら自分を大切にできるのかわからないことがあります。

今号の特集「心の自然治癒力」は、こういった誰もが抱えている心の重荷を癒して、リラックスできて、本当の自分を発見する、自分を見つめ直すきっかけのヒントになればという願いから企画しました。

そのためには、ただリラックスして体をゆるめるだけではなく、緊張した日常をおくっている人は大いに笑うことだったり、体を使わないデスクワークばかりをしてきた人には手足を大いに動かすことだったり、一年中、都会で仕事をしている人には植物や土に触れることが何よりの休息だったりします。このように日常習慣の中から非日常を見つけ実行することは、「心の自然治癒力」を高めることにつながるのです。

また、「心の自然治癒力」を高めるために十分な休息とは量よりも質で、人それぞれ違います。ですから薬だけ飲み、その対象となる症状だけをとり除いても根治にはなり得ません。それよりも日頃の偏った心と体の使い方を正してバランスを保てば、気分がスッキリして体の中から自ずと活力が出てくる状態になるのです。

特集 1

心と体を癒す身体術「気功」

対談 「気功新時代の幕開け」

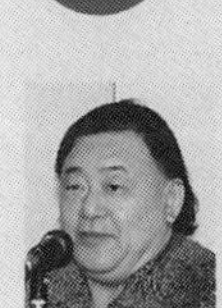

津村喬 Takashi Tsumura

（気功家・気功文化研究所所長）

1964年より中国を訪れ気功を学ぶ。気功普及活動の草分け的存在。中国の他、フィンランド、韓国等様々な国との気功交流を続ける。1987年関西気功協会を設立。2004年日本健身気功協会を設立。気功の標準化づくりに務める。

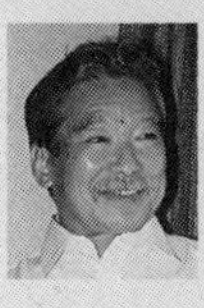

上野圭一 Keiichi Ueno

（翻訳家・鍼灸師）

早稲田大学卒。総合健康研究所主宰。日本ホリスティック医学協会副会長。代替医療利用者ネットワーク副代表。『癒す心、治る力』他アンドルー・ワイル博士の訳者としても有名。著書に『代替医療』など。

心と体を癒す身体術

「気功新時代の幕開け」

対談

上野圭一（翻訳家・鍼灸師）

津村喬（気功家・気功文化研究所所長）

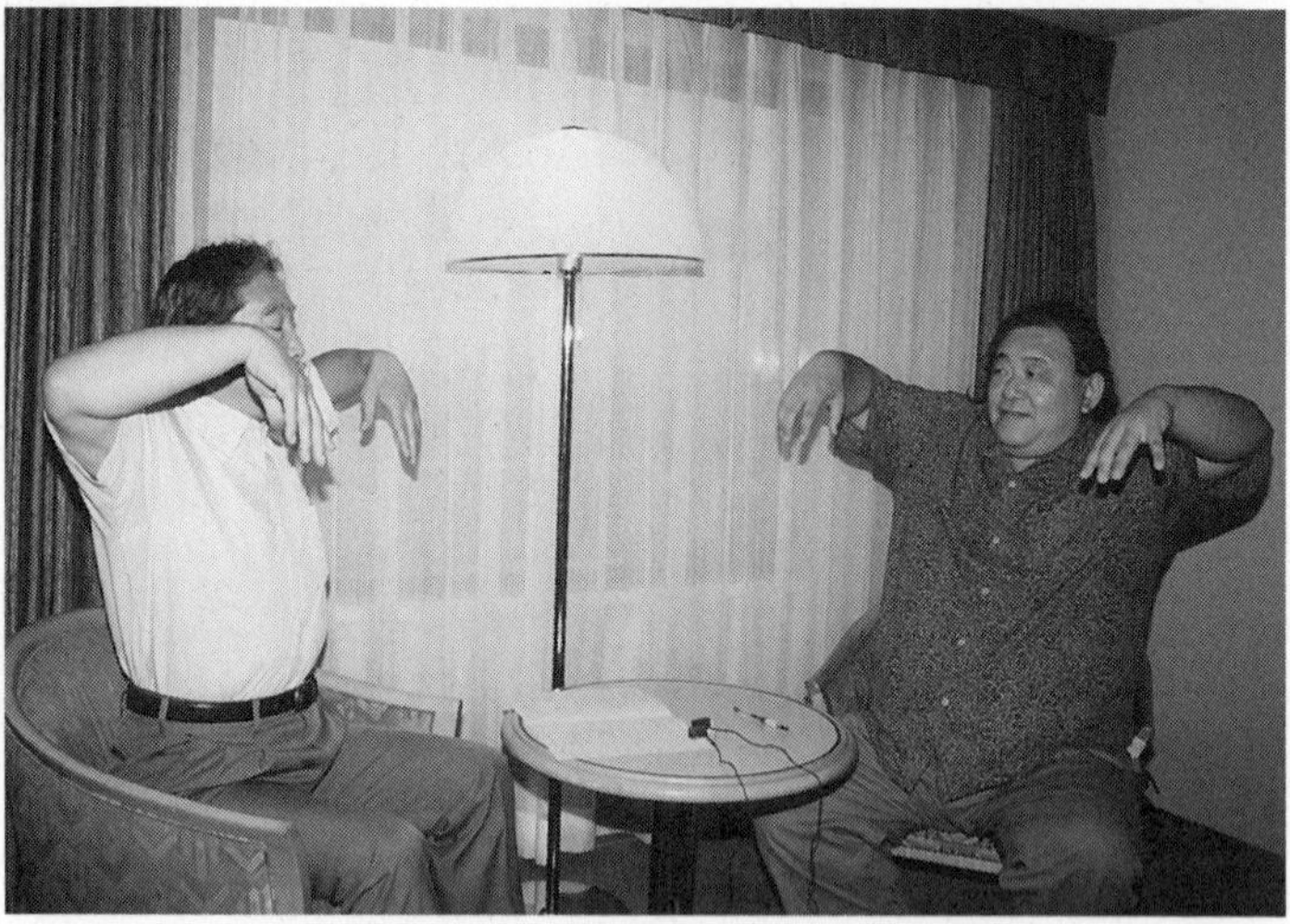

日本の気功普及活動の草分け的存在の津村氏と
消費者、市民、エコロジーなど幅広い視野で医療のあり方を提言する上野氏が、
気功について文化的視点と健康生活的視点の両面から語る特別対談。
ストレス、うつ、心的障害等、心の病と気功の関係、
そして気功の健康生活への応用等、
私たちの日常生活の悩みを解決するヒントが見えてくる。

うえのけいいち
早稲田大学卒業。日本ホリスティック医学協会副会長。代替医療利用者ネットワーク副代表。消費者、市民、エコロジー等の幅広い視野で鋭い理論を展開。アンドルー・ワイル博士の訳者でも有名。訳書に『癒す心、治る力』（角川書店）、『ワイル博士のナチュラル・メディスン』（春秋社）、『ワイル博士の医食同源』（角川書店）等。著書に『補完代替医療入門』（岩波書店）、『代替医療』（角川書店）。

つむらたかし
1964年に初めて中国を訪れ気功を学ぶ。その後気功を研究し、日本における気功普及活動の草分け的存在。中国の他、フィンランド、韓国等様々な国との気功交流を続ける。1987年に関西気功協会を設立し代表に就任。1995年1月の阪神淡路大震災の際には、被災者のための健康づくり支援に奔走。2004年日本健身気功協会を設立し事務局長に就任。気功の標準化づくりに務める。

日本の影響を多大に受けている中国の伝統気功

上野　津村さんは十代の半ばに、気功という概念が中国に生まれたばかりの頃、初めて気功に触れたわけですが、その頃のことを教えてください。

津村　陳攖寧《ちんえいねい》老師がぼくの最初の師匠なのですが、荘子にある「心斎《しんさい》」を静功と呼んで教えていました。今、気功のなかに動功と静功があるという使い方をするのとは別の意味です。１９６０年代半ばというと、伝統的な気功で本当に実力のあった人たちがまだ生きていたころで、ちょうどよい時だったですね。

上野　日本では、特に大正、昭和期に霊術も含めて非常に盛んになったと聞いています。それが戦争（第二次世界大戦）で完全に消えてしまいました。わずかに残ったものが海外に流れていったり、世界救世教系の浄霊《じょうれい》のように宗教という形で生き残って今日に至っているわけですね。

　そういう日本の流れと、中国の伝統的な気功がどういうところで結びついてくるのでしょうか。

津村　気功に初めて目を開かれて、これは面白いなと思ったときに中国では文化大革命（１９６６年～１９７６年）が起こり、表面上気功が消滅したわけです。出会った先生にも連絡がつかないという状態でしたので、仕方がなく日本で気功らしきものをやっている人の門をたたいてみたり、いろいろなことを試みました。

　日本にも、気功のこんな伝統があるんだということを知って面白がりながら、中国で体験したことと結びつけてみているうちに、だんだん中国的なものと日本的なものとの共通点と違いみたいなものがわかってきました。それは１９８０年代で、そこから少しずつ中国系の気功が復活してくるわけです。中国系の気功を本腰を入れて学びはじめてみると、意外にも日本から渡っていったものの影響が大きいのです。

　例えば１９８０年代といったら外気功の全盛時代ですけれども、これなどはあきらかに太霊道《たいれいどう》の影響です。特に北京の西苑医院《せいえんいいん》にいた趙光《ちょうこう》先生などは、太霊道の紹介をしています。それも日本では完全に消滅してしまった霊術《れいじゅつ》の流れが中国で残っていて、霊子術という実際の自発動（自然発生的に生じる体の動き）のやりかたが1980年代の終わり頃に出た『中国最新流行気功』という本の巻頭に載っていたのでびっくりしました。

また、霊子術や岡田式静坐法、帯津良一先生が会長をされている「調和道」の藤田式調息法が日本の気功という受け止め方で、中国では「日本人はみんな、岡田式や藤田式、霊子術をやっている」と思っていたようでした。で、こちらは「とんでもない、日本では誰も知りませんよ」というのですが、気がついてみると確かに日本のほうが気功の先進国で、日本に中国人が習いにきていたのです。蒋維喬《しょういきょう》のような、気功を一般化して通信教育のようなものをつくって開拓したパイオニアが、岡田式、藤田式を翻訳して中国に一生懸命取り入れていた時期があるのです。

上野　日中の関係をみると、気功だけではなくて他の文化的な側面、例えば漢字、仏教もそういう面があり、お互いに補いあっているというところがありますね。一方で消えたものを、一方で残してくれているという。

津村　ですからこそ、中国が本物だとかいうことではなくて、絶えず浸透しあっているという目でそれを見た方が面白いですね。それを大きな展望でつなげられたらと思います。

制度や医者に頼らないように　セルフケアの精神を育成する

上野　津村さんは一時、「世界気功」といっていた時期があったと思うのですが、その背景には外国で視野を深めたということもあったのですね。

津村　けっこう世界的な交友があってのことだと思います。中国以外にもハワイへ行ったり、アメリカでインディアンと出会ったりして、気功をむしろ先住民文化の一環として捉えるというふうにすると分かりやすくなる面があります。

上野　そういう視点が本当に必要ですね。そこで初めて見えてくるというものがかなり大きいのではないでしょうか。私など、津村さんに指摘されるまではそういう発想で見ていませんでした。そう言われて初めて、ああそうなのかと腑《ふ》に落ちました。

津村　以前に、ダコタ・インディアンの人と話したときに、気功をやってみせて説明すると、彼は「自分は覚えている」というのです。「私は体験していないけど、先祖はやっていたんだ」というのです。そういう波長があって、当然継承されている感じになるような何かの記憶、なかなかなくなるものではない種族の記憶というのがあるのでしょうね。

上野　日本にも一人ひとりが自立して、制度とか医者に頼らず生きていく精神があったと思います。それが戦後、急激に壊れて「病気になったら病院に行かなきゃ」みたいな行動パターンに変わりました。今は、それではまずいんだという意識が少しずつ生まれていることも確かだと思いますが、「ではどうしたらいいんだ」というところで逡巡《しゅんじゅん》しているのではないでしょうか。それに対して、まだ絶望的な状態まで行ってはいないと思いたいし、自分の「記憶」でもう一回セルフケアの精神を思い出してみたいですね。

　津村さんは猫を飼われてますね。私は犬を飼っていますが、犬、猫も気功的な動きをしょっちゅうしていますね。伸び一発で眠りから覚めるなどを見ていると、「やはりこれだな」と感じます。普段はその動きを見ていないだけで、生活の中にはそういうチャンネルはまだたくさんあるのではないかと思います。そこを細かく掘り起こしていくことが大事ですね。

津村　そうですね。気功には五禽戯《ごきんぎ》（5つの組の動作で、虎、鹿、熊、猿、鳥の5種の動物の動きをまねて頭、脊椎、腰、四肢を動かす）をはじめ、動物の真似があるわけですから。見ているだけで、人間だけの空間の日常意識とずいぶん違っています。

上野　そういうことも含めて、細かく日常のなかでの自然との接し方、立ち居振る舞い、起きてから寝るまでの行動の意識化など、現代の生活のなかにもさまざまなことで思い出す方法があるだろうと思います。背

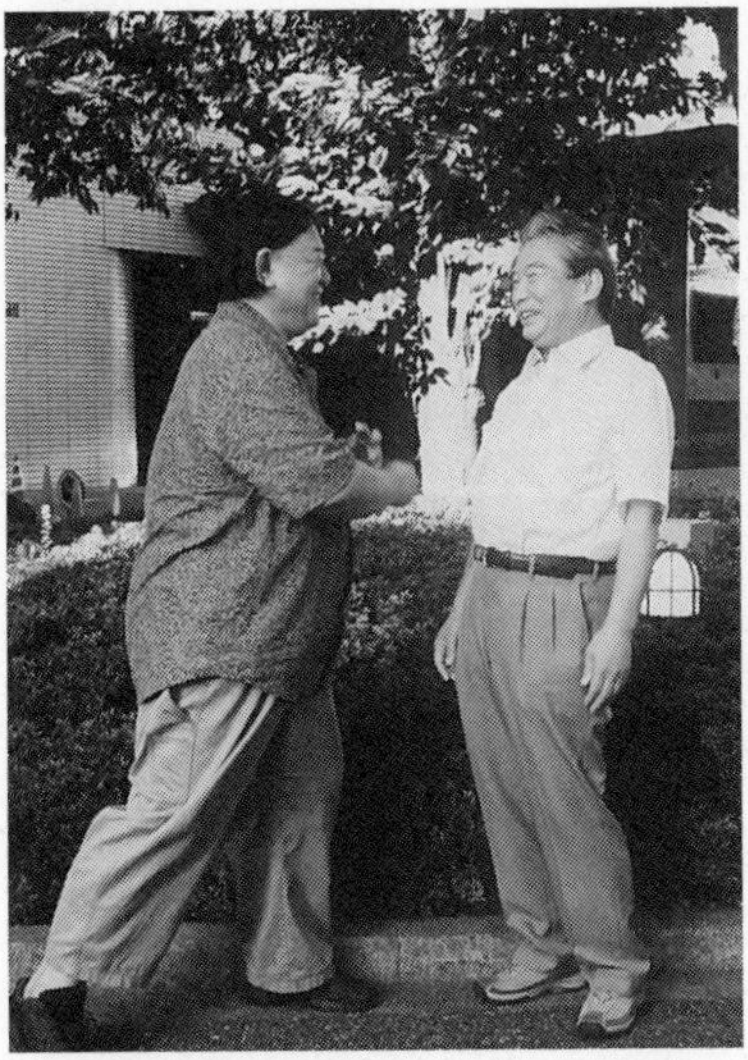

気功談義に熱中する津村さん（左）と上野さん。思わず体も動いてしまう。

骨ゆらしをはじめ、津村さんが気功の体系を現代人に合うように編集し直してきているのをみていても、やはりそれを感じます。

背骨ゆらしはシンプルで自然にかなった気功法

津村　私は気功を習い事にしたくない、シンプルで誰でもが取り入れて自然に伝播《でんぱ》していくものにしたいと思いました。その決定的なきっかけは阪神大震災でした。

当時、神戸のポートアイランドに住んでいて自分のところの被害は問題がなかったので、被災4日目から、パンフレットをつくり、1100か所ぐらいあった避難所を片っ端から回って、被災地の仲間の安全確認と被災者への健康情報の提供、セルフケアの健康づくり支援活動を始めました。しかし、被災者の方はなかなか反応がないのです。「なんだ、マッサージをしてくれるのではないのか」と完全な受け身状態で、「自分でやるのかよ」というんですね。もちろんマッサージをしてあげてもよいのですが、自分でやってもらわないと意味がありません。まあ、少しずつ広めていくしかないわけですが。結局、その時用意したパンフレットが役に立たず、やることを少しずつ減らしていって、最後に残ったのが背骨ゆらしです。「一緒にゆれてみませんか」と、地震の悪夢を思い出させるようなキャッチフレーズで誘いかけ、仮設住宅ができた頃には何カ所かで定着しました。

上野　実質的にそういうグループができたのですか。震災直後の被災者の方は、自分を癒す余裕がない方が多かったのではないかと思うのですが。

津村　被災した人がリーダーになって広めていくという動きが起きてきました。ただ、気功を一番必要としている人たちが気功という言葉を知りません。その状態ではかえって反発も出ますので気功という言葉は使いませんでした。やはり、触れてあげて気持ちよくないと本人は動きません。そういう意味では最初は難産でした。まったく気功の知識がない人に気功を手渡さなければいけないとなると、やれることはやはり一つ、多くても二つです。ですから最小限のことを考えました。背骨ゆらしはそうやって震災の試練で選ばれてきたのです。

上野　背骨ゆらしは、非常にシンプルで自然な動きの繰り返しで、理にかなった普遍的な動きのように感じますが、やはり昔からあった動作なのでしょうか。

津村　私には、背骨ゆらしには遠い記憶というか、何かあるのではないかという感じがしていました。そこで歴史を調べてみたのですが、今ある中国の資料では1000年くらいしかさかのぼれないのです。ところが日本だと聖徳太子（飛鳥時代・574年〜622年）の頃までさかのぼれます。

多分似た動作だったのではと思われるのが、奈良時代に富士山の麓《ふもと》に道教の導師が現れて、蚕《かいこ》の真似をして踊る常世教《とこよきょう》です。それは下出積與《しもでせきよ》さんの『道教と日本』（講談社現代新書・絶版）にも書いてあって、日本の歴史上で唯一の成立道教（修験道《しゅげんどう》、陰陽道などの「かくれ道教」でない教団を持った道教）だとされており、踊る宗教だったわけです。私はそれが背骨ゆらしの起源だったと考えました。

また上林澄雄《かんばやしすみお》さんが書いた『日本反文化の伝統』（講談社学術文庫・絶版）には、そのことを中心にした歴史書ですが、それは縄文人から引き継がれた自然体の踊狂《ようきょう》文化史なのです。そういう縄文的なものと背骨ゆらしがつながっていると思うとものすごく広がりが出てきます。だとしたら、気功が中国から伝わってきたものというより、日本人の血の中に、ゆらゆらするような揺《ゆ》らぎの伝統があるのだと考えたほうがよいと思います。

上野　なるほど。そういう意味でも、踊りというのは気功的な要素があるのですね。日本の歴史の中には、その踊り狂う系譜というのは脈々としてありましたね。

津村　日露戦争の東京音頭ぐらいまでは割と痕跡《こんせき》がはっきりしているのですが、その後はなかなかみんなで踊る機会がないのです。蚕《かいこ》ダンスでもよいのですが、今の若者がすっと入れるようなやり方を考えたらすごく広がるのではないかと思っています。

繰り返し運動が体のバランスを整え自己調整力を高める

上野　実は、友人が脳溢血《のういっけつ》で倒れて半身不随になり、津村さんの100日間の健康ヘルパートレーニングを

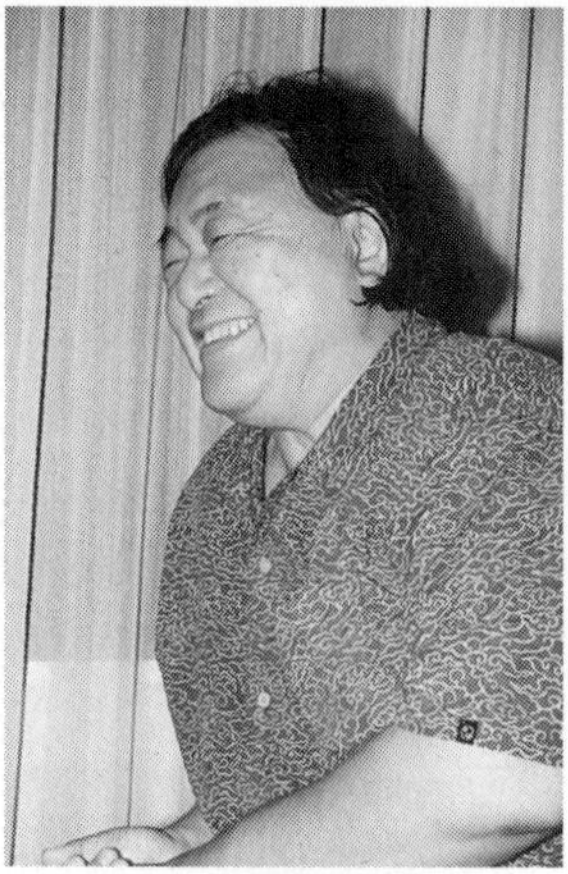

2004年８月に日本健身気功協会が設立。「日本での気功の世界レベルの標準化を図りたい」と語る津村さん。

受けました。そこで毎朝起きてすぐと、夜寝る前に背骨ゆらしをやり始めてから、快感というか至福の境地に入るというのです。背骨ゆらしを10分あるいは20分やるだけで顔つきが変わってきましたし、半身不随状態ですが今までのようないらだちや、前はこれができたのにできない、というように考えることが少なくなって自分の今の状態を受け入れ、自分ができることをやればよいと思い始めています。最初は背骨ゆらしという単純な身体運動が、そこまでしてくれると彼自身まったく期待していなかったのですが、今では手放せないものになっています。単純な繰り返しというのはすごく大事で、繰り返しの快感に目覚めると自然に別の世界に入っていけるので、体の変化も大きいですね。

津村　そういう至福の境地というのは、「こうやってはいけないんだ」という縛《しば》りを解きさえすれば容易に入れるということを教えてくれるのではないでしょうか。私にはそんな気がします。

　背骨ゆらしというのは、座ったままで左右あるいは前後に上体をゆらします。左右にゆらしているときに直接動いているのは大殿筋《だいでんきん》（骨盤の後ろ側から太ももの横側につく筋肉。立つ、歩くという動作に欠かせない）です。片一方の大殿筋がつぶれて、片一方の大殿筋が盛り上がると体はそっちのほうにいくわけです。ですから、お尻の筋肉におされて体が傾いていくことを繰り返しているだけなのです。左右にゆれているとき、この動きを統括しているのが腰椎《ようつい》二番という体を傾ける時の中枢です。そこから消化器系に神経がつながっていますので、横ゆれは消化器系の運動というわけです。その時に、ほとんどの人は腰椎がアンバランスです。それが長いことゆらしているうちに、繰り返し運動のなかでこれがまっすぐ、均等になってきます。

　ところが、それをカイロプラクターや整体師が見つけると、パキッといっぺんに治そうとします、しかしそういう機械的なやり方はすぐ元に戻りやすいのです。従って、それを一回でやるよりは、体自身がアンバランスの原因となる緊張したところを見つけて、ゆるめていくという道を取ったほうが、元に戻ったりしないだろうし、本来の姿だという気がします。それが治療と自己治療あるいは自己調整の違いです。自己治療、自己調整できる手段があるということはすごく大事なことです。治癒に時間がかかる場合がありますが、それ自体が快感になるような癒しのプロセスが重要です。

上野　イメージとしては海草になって海の中を漂っているとか、自分が好きな揺《ゆ》らぎのイメージを描くとやりやすいでしょうね。左右のゆらしが消化器系だとしたら、前後のゆらしはどこと関係があるのでしょうか。

津村　前後は腰椎《ようつい》五番の動きですから、体が前に行ったときに五番が落ちるようになっています。これは循環器系と呼吸器系につながります。それで頭を下げて顎《あご》を出すと胸椎《きょうつい》三番に当たります。三番から肺の神経が出ていますから、肺が開くような動きになります。ですから、よく冗談で「苦しくなってから顎《あご》をだすより、最初から顎を出して走った方がよいのでは」といいますが、実は苦しくなると無意識にそうやって肺を広げているわけです。

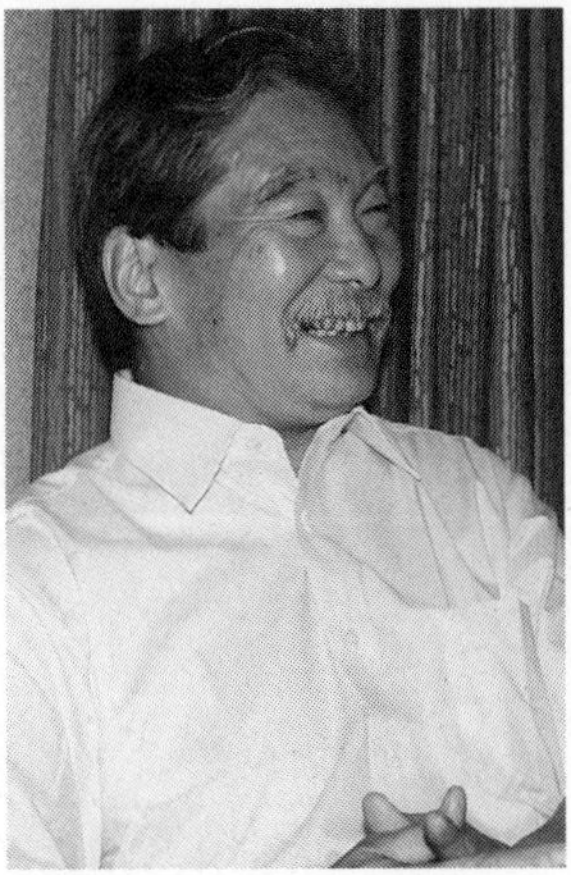

「背骨ゆらしは、私にとって欠かせない日常健康法のひとつ」と語る上野さん。

筋肉に呼びかけながら、その筋肉をほぐすと効果が高まる

上野　ストレスやうつ、心的障害など、心の病と気功について関係はありますか。

津村　関係あると思います。例えば首というのは精神活動のすべての基礎ですから、首が硬直すると考え方が硬直しますし、首の固い人は自己懲罰《じこちょうばつ》的になりやすくなります。悲しみも首にたまりやすいのです。『腰痛は怒りである』という本が出ていますけれども、首

が痛いのは悲しみなのです。怒りはももや腰にたまりやすく、しかも抑えた怒りです。ですから、その原因となる事情がなくなっても緊張が残っている場合があります。そのあたりが今の心理学の弱いところで、心身相関性についての知識が意外に共有されていません。

上野　先日、片桐ユズルさん（京都精華大学名誉教授・詩人・言語学者）がアレクサンダー・テクニックのデモンストレーションをやっておられました。アレクサンダーのお弟子さんたちのうち、ニューエイジ派というのはかなりスピリチャルな方向に寄っていて、心と体の一体性を非常に分かりやすく説いています。また実際に自己治療的なものもあるようです。津村さんの気功に共通しているように思えるのですが。

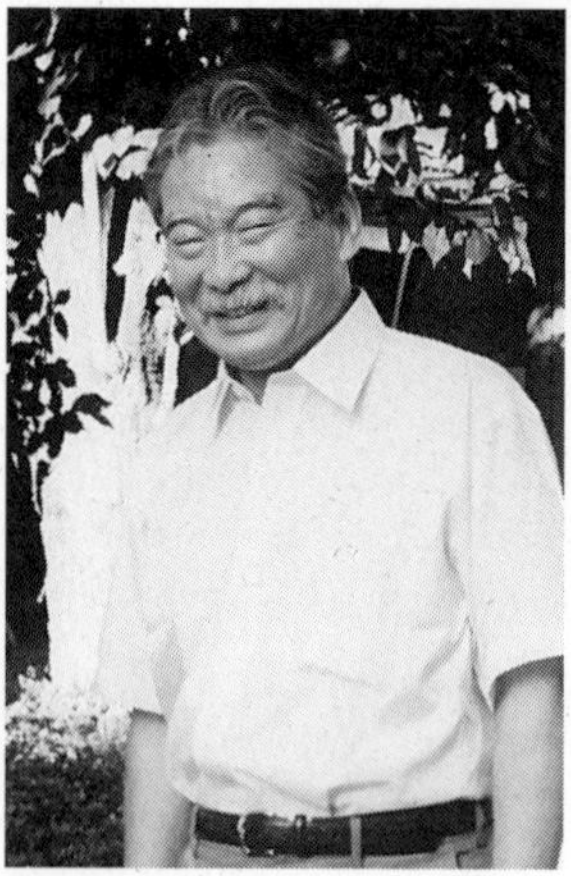
愛犬の気功的な動きには私も参考になることが多い。

津村　立ち方などは本当に共通ですよね。タッピングなども、私たちが使っている、「たんとんたたき」とわずかな違いです。「たんとんたたき」は指先で焦点を結び、梅花掌《ばいかしょう》（五本の指を梅の花のように寄せた手型）という形にして軽くたんとんとたたきます。小さな違いですけど、ずっと深部にいきます。

上野　深部にまで気を通すわけですね。

津村　タッピングは体に働きかけて心の状態を変えていくというテクニックの一つで、ほとんど気功的なことです。そこに共通しているのは、筋肉にはさまざまな記憶《コンプレックス》が詰まっており、それから脳のアンバランスを解消させることでいろいろなことが変わるという考え方です。もう一歩、気功とつながってくれればよいと思います。

　私が興味を持っているのは、筋肉に書き込まれた記憶をどのように解いていけるかということです。その一つの方法として、ある肩の筋肉をほぐしたい時に、肩の筋肉を全体的にほぐすのではなく、必ずその筋肉の名前を呼んで、その筋肉のみをほぐしてやるという方法があります。

ほぐしたい筋肉に呼びかけると、たしかに効果が違うのです。例えばうつの場合、一番直結している筋肉は肩胛骨《けんこうこつ》の上半分の棘上筋《きょくじょうきん》です。掌《てのひら》を後ろに向けて両手を横に広げ小指を斜め後ろに引っ張り上げていくと初めて緊張してきます。しかも、この場合には他のどの筋肉も緊張していません。そこで、棘上筋《きょくじょうきん》だけが緊張した状態で「棘上筋《きょくじょうきん》さん、棘上筋《きょくじょうきん》さん緩《ゆる》んでね」と呼びかけるのです。それで、小指をグッと膝《ひざ》の前にもってくると緩みます。

上野　それは別に声に出さなくても、そう思えばよいわけですか。

津村　そうですね。でも戯《たわむ》れに声に出してみたほうが面白いですよ。名前を呼ぶというやり方は中国流で、昔は胃袋に呼びかけたりしていたのです。その時に神様の名前をつけてやっていたのですが、いまさら神様は面倒なので、識別ができればよいということで筋肉の名前を呼んでいるのです。取り出せる筋肉をだんだん増やしているところで、体中のすべての筋肉の名前を呼んでやりたいと思っています。

ただし、名前で呼ぶだけではなくて、その筋肉だけを緊張させるやり方が分からないと、筋肉が呼ばれたと思いません。ですから、肩全体を上げても三角筋《さんかくきん》が呼ばれたのか、肩胛挙筋《けんこうきょきん》あるいは上部僧帽筋《じょうぶそうぼうきん》が呼ばれたのか筋肉には分かりません。三角筋だけを緊張させるには肘を持ち上げます。この状態だと肩胛挙筋を緊張させずに三角筋を緊張させられます。

それで、三角筋さん、三角筋さんと呼びかけ、ストンと落とすと緊張が緩むのです。ですからピンポイントで、そこだけの筋肉を取り出して緊張させるやり方が分からないと、筋肉は自分が呼ばれたと思ってくれないです。

上野　特定の筋肉を取り出し、緊張させる方法は、やはり多くの人の筋肉にさわって見つけてきたのですか。

津村　今までに経験した身体均整法や整体、スポーツマッサージなど、それぞれに知恵がありますから。ダンベル運動でも特定の筋肉だけに作用させないと効果が薄いと言っています。特定の筋肉一つだけ取り出してくる形さえ分かれば、どんな筋肉でもほぐせると思います。

例えば、肩胛骨と肋骨《ろっこつ》の間に肩胛下筋《けんこうかきん》という筋肉があります。肘《ひじ》を立ててこぶしを後ろに倒そうとすると浮き出てくるのですが、たいていの人はこれを生まれて初めて認識します。この筋肉を緊張させ、ゆるめると肺がすごく開きます。左右の肺両方をやると肺活量が全然変わってきます。悲しい人、イライラする人などは自分で自分の胸を縛《しば》っています。そこで肺をゆるめると、みんなニコニコしてきます。

気功のある特定した動作が特定の欠損を補うことができる

津村　アメリカの脳外科医ダニエル・エイメンは、患者の脳の動態写真から、脳の障害と血流を研究していますが、その研究によると、ＡＤＤ（注意欠陥症候群）は前頭前野《ぜんとうぜんや》皮質《ひしつ》の血行過剰で説明できる、うつは深部《しんぶ》辺縁系《へんえんけい》の血行異常で説明できる、テンカン体質は側頭葉の血行過剰または血行不良で説明できる、強迫神経症は脳の上のほうにある帯状回《たいじょうかい》の血行過剰から説明できるといっています。つまり、脳の障害を脳内部の血液分配から説明し、何千人もの患者について脳障害の原因をつきとめたのです。マッサージなどによる効果的な改善法も考えだし、アメリカでは実際にその手法を使い始めています。そのポイントが分かれば、今までの薬を使っていた理由も分かります。

上野　なるほど。多分、津村流の筋肉に語りかける運動みたいなもので、その血流の部分的な改善が可能だということにつながってくるのでしょう。

津村　そうです。脳の血液再配分ですから。例えばうつ症状の場合には、いかにして深部辺縁系の過剰な血行を抑えて、それを他の部分に配分するかということです。私が考えているのは、いかにうまく動物の真似などの動作をしたら、それができるかということです。

上野　動物の動きを真似、古い脳を活性化させるという処方が有効なのですね。

津村　そうです。確かに爬虫類《はちゅうるい》の真似、蛇や亀の真似をしていると視床下部が元気になるということはあります。また魚の動きを真似すると延髄の血行が増えるのだそうです。人が大昔の魚時代の体の働きを思い出すのかもしれません。

　先天性障害の治療で有名なドーマンが研究してきたのですが、「特定の動作をすると、特定の欠損を補える」という説があります。例えば先天性障害児に対して、その障害の原因がお母さんのお腹の中で経験すべき両生類の時代を飛び越してしまったことにあると診断されると、その子は後脚を引きずる両生類の真似をずっとさせられます。障害が改善した時に普通の人間として歩けるようになるという、非常に独自の障害児治療をしてきて異端視されていましたが、だんだんと成果が上がってきて、最近ではＮＨＫにまで紹介されるようになっています。

ですから、魚の時代が足りないと診断をされると、とにかく水に放り込まれます。そういうふうにして、胎内で生物の進化の過程を経験しないと人間として生まれてこれないということを障害児治療に利用しているのです。

こういうことがだんだん分かってきて、気功の中にも初めて説明できる動きがあります。筋肉の動きと結びついて、動作によって脳のどこが活性化するのかということが明らかになってくれば、昔からおこなわれてきたことの意味がもっとよく分かると思います。

上野　まさにそれも世界気功の一つの側面ですね。面白いなあ。心理学的なもの、心の病といわれているものも、すべて体に写し出されているということですね。

津村　心理学と医学が分離していること自体が、癒す側の病です。中国の伝統医学の中には心理学的な部分がけっこう多いのですが、まったく紹介されていないというのは、中国伝統医学には心理学という言葉がないためです。それは、その心理学という言葉を必要としないぐらい心身一体だったのです。

気功文化の保存、健康づくりの実践
二つの両立を目指す

上野　気功が今後日本の文化として入っていくときのイメージとしてどんなことをお考えでしょうか。

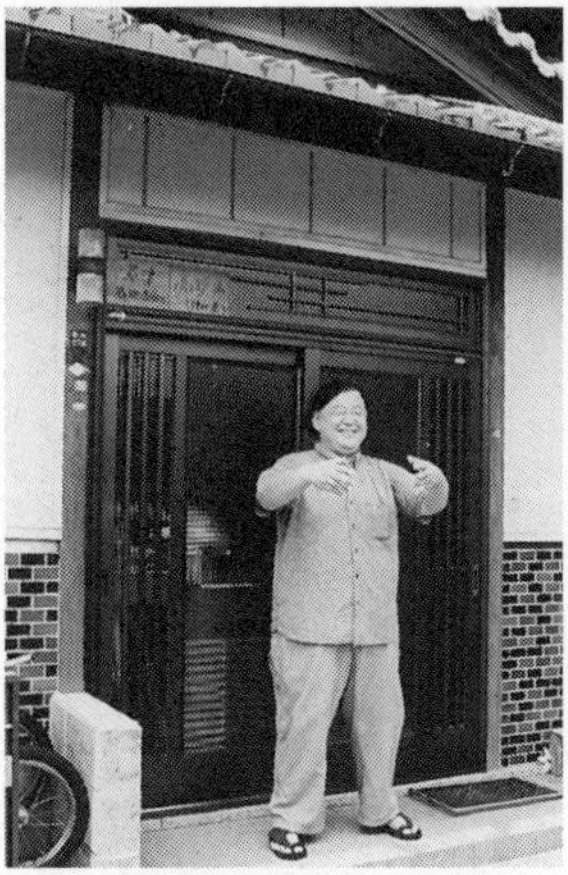

自宅、玄関前にて気功のポーズ。

津村　今、私が手がけている仕事の一つに、健康ヘルパーネットワークの構築があります。気功を実際に応用する面では、気功という言葉を捨ててしまっても、その内容を伝えたほうが、気功を本当に必要としている人には伝わりやすいだろうということで始めました。気功という言葉はチラホラでてきていますが、あまり使わずにいこうという気持ちでやっています。

一方、気功文化研究所は日本、中国と世界にまたがる気功文化の保存会で、中国の最も実力ある気功師や研究者何十人かの人を顧問にしています。あえて気功にこだわっているのです。ですから最初の宣言も「１０００年後を見据えて」ということです。今やっているのは１０００年も前から伝わってきたものですから、１０００年後の人に受け渡すまで責任を持たなくてはいけないという気持ちがどうしてもあるのです。ですが、それだけをやっていると、社会の中ではひとりよがりになってしまいますから、それとは全然別のところで、健康ヘルパー的なものをどういうふうに展開していくかということが課題としてあります。

また、２００４年８月、日本健身気功協会が発足しました。この協会は日本中の様々な気功団体をネットワークして世界レベルの標準化を図ろうというのが目的です。この協会の会長は、多忙の中お願いして、帯津三敬病院名誉院長の帯津良一先生に引き受けていただきました。

私は、この日本健身気功協会のスタートが日本での気功の普及の歴史的な始まりになると予感しています。皆さんもぜひ注目して下さい。そして、これを機にぜひ一度気功を体験してみて下さい。

（取材／高橋利直　文／矢崎栄司）

特集 2

ストレスからの解放

p. 20

安保徹 Toru Abo

（新潟大学大学院医学部教授）

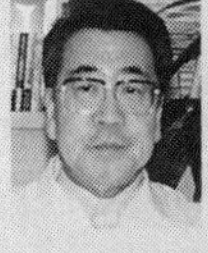

免疫を鍛えてストレスに勝つ

東北大学医学部卒業。医学博士。1989年に胸腺外分化T細胞を発見。1996年に白血球の自律神経支配のメカニズムを解明する等、数々の重要な発見をし、独自の免疫論を説く。顆粒球とリンパ球理論で免疫学関連の著書多数。

p. 30

帯津良一 Ryoichi Obitsu

（帯津三敬病院名誉院長）

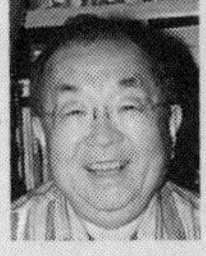

うつ、ストレスに効くホメオパシー

東京大学医学部卒業。医学博士。帯津三敬病院名誉院長。帯津三敬塾クリニック顧問。日本ホリスティック医学協会会長ほか役職多数。がんの患者の自然治癒力を引き出すホリスティック医学、ホメオパシー医学の第一人者。

免疫を鍛《きた》えてストレスに勝つ

安保　徹
（新潟大学大学院医学部教授）

医療が病をつくる、薬に頼り過ぎるな、と今までの西洋医療の常識を覆《くつがえ》し、独自の顆粒球・リンパ球理論を展開する世界的免疫学者の安保先生。今回は、心の病と免疫力について語っていただいた。この理論を発見した根底には、安保先生自身の治せない医療に対する限界と失意があった。だからこそ「多くの疾患は、生き方の無理や心の乱れが原因で、その脱却こそが治す力となる」という言葉に強い確信と十分な説得力がうかがえる。

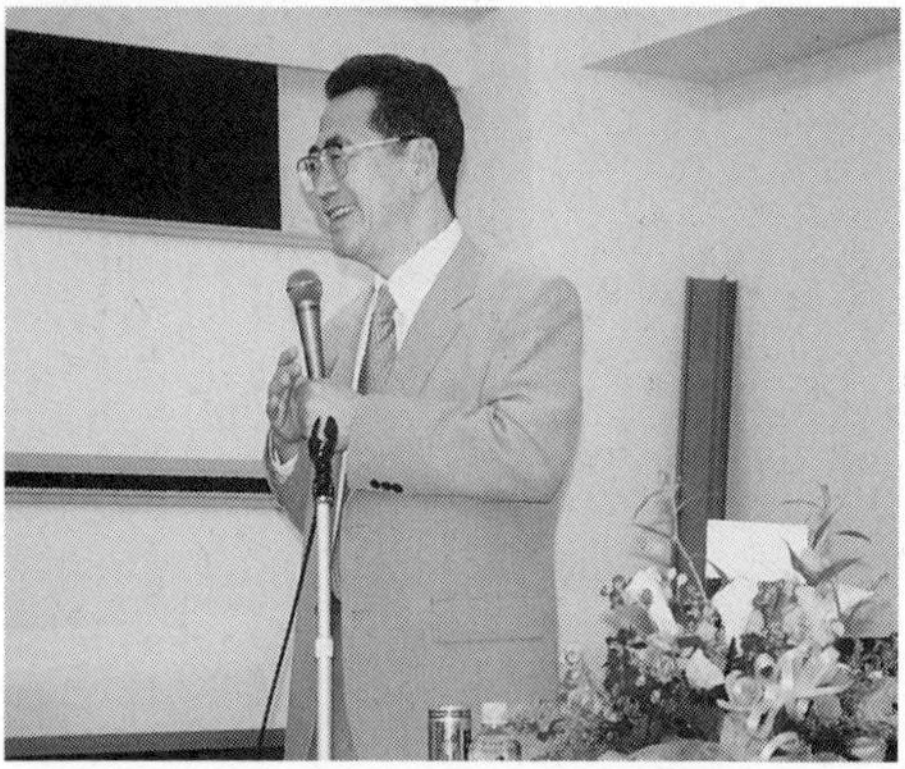

あぼとおる
東北大学医学部卒業。米国アラバマ州立大学留学中1980年にヒトＮＫ細胞抗原ＣＤ57に対するモノクローナル抗体（Leu-7）を作製。1989年胸腺外分化Ｔ細胞を発見。1996年白血球の自律神経支配のメカニズムを解明する等、数々の重要な発見をし独自の免疫論を説く。著書に『未来免疫学』、『免疫革命』、『ガンは自分で治せる』『薬をやめると病気は治る』等、顆粒球・リンパ球理論で免疫学関連の著書多数。

ストレスがたまると交感神経が緊張して顆粒球が増える

私は東北大学歯学部の助手の時に教授選に出てもなかなか教授になれなくて、もう死んでもいいと思うほどの精神状態になりました。毎日が憂鬱《ゆううつ》でしたが、Ｔ細胞の研究に夢中になっている時は雑念がなくなり、その時は不思議とストレスを感じなかったという経験があります。

皆さんの中にも、人生で何度か先の見とおしが立たない状況に陥《おちい》った経験があると思います。特に若い時は何回か遭遇し絶望、どん底に陥《おちい》ります。その時は交感神経が緊張の極限になっています。白血球の中の顆《か》粒《りゅう》球《きゅう》がすごく増えて、例えば胃が荒れます。私の場合はびらん（ただれ）性の胃炎になりました。その人の弱いところが攻撃をうけて、その時にそのまま落ち込んでしまう人もいるし、脱却して頑張り出す人もいます。

　私たちは人類が繁栄したことを基本的に考えると、ストレスを背負っていながらでも、けっこう頑張れる道があると考え直しいろいろな行動を取ります。そして脱却するエネルギーが湧いてきます。私の場合も大発見はいつもなにかしらの挫折のあとに発見しています。私たちはうまく行った時はその場の流れしか考えられません。そういう時には小発見はできますけど大発見はできません。本当に行き詰まった時には、もう新しいことをやるしかありませんから。そして、やる気が出ると交感神経の緊張から脱却して病気が治り始めます。

　アメリカに留学してアラバマ州立大学で研究をしていた時にもストレスに陥った経験があります。アラバマ州立大学には5年間いたのですが、最初の1年間は、どうも与えられた実験課題に無理があったようでまったく結果がでませんでした。すっかり行き詰まってしまい、同じことをやっていられなくなり、新しい手法に切り替えて取り組んだところ、私はＮＫ細胞と反応するモノクローナル抗体の世界初の作製者となったのです。私がつくったモノクローナル抗体は、「Ｌｅｕ《ルー》－７《セブン》」と名づけられました。

　この時も同じで、精神的に追い詰められた時、極限までいった時にピンチはチャンスと考えられるかどうかということです。

いつも胃が痛くなる理由

「ストレスにやられっぱなしの自分を変えたい」と思っている方は多いでしょう。では、ストレスに強い弱いとは、いったいどういうことなのでしょうか。

　ストレスの原因には、内側から発した感情である内的ストレッサーと、外側からの攻撃としての外的ストレッサーがあります。内的ストレッサーは、怒り、悲しみ、不安、恐怖といったおもにマイナスの感情。外的ストレッサーは、温度、湿度、騒音、化学物質の物理的・化学的ストッレサーと、過労、外傷、感染などの生理的ストレッサーです。

「自分はストレスに弱い」と感じる時のストレスとは、ほとんどが内的ストレッサーを指しています。ですから、悲しみや不安などのストレスがあると胃が痛くなったり、食欲が落ちるのです。このように私たちは、怒り、悲しみ、不安、恐怖といった感情を抱く状況に置かれると、体がある一定の反応（ストレス反応）をするようになっています。

一般にストレス反応は、脈拍が速くなり、自律神経のうちの交感神経が緊張し、顆粒球が増える反応で、この時の交感神経の緊張が数々の組織障害をもたらします。そしてこの組織障害の一つが、交感神経緊張によって血管が収縮することでおこる血流障害で、交感神経緊張で増えた顆粒球は最初に粘膜に押しかける性質があるために、胃や腸などの消化管の機能が低下します。ストレスを受けて血流障害を起こし、また粘膜に顆粒球がどっと押しかけるために、緊張する場面で胃やおなかが痛くなるわけです。もちろん、誰もがストレスを受けるたびに胃にくるわけではありません。いつも胃が痛くなる人は、慢性的なストレスの中にいることが考えられるのです。

例えば、家庭や職場で解決できない悩みを抱えていて、そこから逃げ出すこともできない状態に置かれている人は、顆粒球を増やす刺激を常に受けていることになります。そのために、顆粒球が胃の粘膜に押しかけて組織障害が起きて胃の粘膜がただれ、「びらん性の胃炎」が起きるのです。それでも「びらん性の胃炎」のうちはまだいいのですが、この状態でさらにストレスが続くと顆粒球の死骸である膿《うみ》が潰瘍《かいよう》（炎症によって粘膜組織がくずれること）を形成します。潰瘍形成を何度も繰り返しているうちに、胃の粘膜の上皮細胞も繰り返し破壊、生成され、このことで細胞の破壊、再生回数が極端に多く、間隔も短くなっていくことが繰り返されると、細胞に突然変異が起こったり、発ガンへと進んでいくのです。

仕事が行き詰まったり、リストラされると先が暗闇で交感神経の緊張状態となり病気にもなります。その時こそ、新しい流れで人生をつくるチャンスだと思えるかどうかです。

顆粒球の寿命はわずか2日

私たちの体を構成する細胞は、一度作ったらなるべく長生きして数週間、数か月と使えるようにできています。血液中には赤血球と白血球、そして白血球には顆粒球とリンパ球が存在していて、この顆粒球とリンパ球はともに体を敵から守る働きをしています。

顆粒球は増殖能力がたいへん高く、緊急時には2~3時間で通常の2倍に増えます。また、顆粒球は生き続ける遺伝子を持っていない珍しい細胞で、このため寿命が短く、骨髄《こつずい》で分化してから末梢《まっしょう》に出て死滅するまで2日の寿命です。このため1日に顆粒球の50%もの細胞が入れ替えられています。

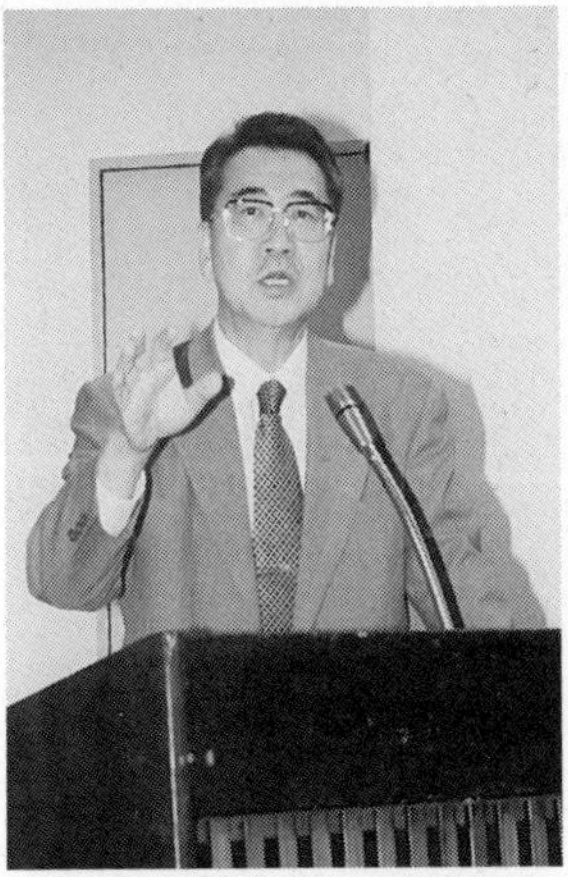

研究活動の合間に数多くの講演会もこなす安保先生。お体を大切にしてください、と思わず祈ってしまいます。

この2日間で心の切り替えができるかどうかです。心の切り替えができると、2日するとびらん性胃炎、過敏性腸症候群などストレスで発病する病気は治ります。つまり顆粒球の仕組みをよく理解し、心のあり方を変えてしまえば顆粒球が原因の病気は治ります。

例えば、受験ですごく悩んで過敏性大腸炎になった受験生もちょっと吹っ切れると2、3日で治ります。それを逆に目先の痛みにとらわれて、消炎鎮痛剤で対症療法をすると薬漬け医療の悪循環でストレスが続き病気は治りません。気を付けてほしいのは、こうした顆粒球の増多で起こる病気には安易に消炎鎮痛剤を使用しないことです。これらの薬のほとんどは、交感神経を優位にする働きがあるのでかえって症状を難治化する悪循環を招きます。

ちょっとしたストレスでも下痢しやすい人もいます。その時「おお来た、来た」と思うことです。下痢は実質的な毒が来た時も下痢しますが、私たちは心の辛さも毒として外に排出します。いやな人を見るとむかつくという方もいるでしょう。むかむかするのも下痢をするのもすべて体のストレスを洗い流す反応です。ストレスは治癒反応のひとつであるというように捉えると、必ずしも悪いと一方的に決めつけるのもよくありません。とくに便秘と下痢を繰り返す人は、過敏性腸症候群といって、この時の下痢は薬で止めてはいけません。ほとんどの対症療法は必要な反応と逆になっています。

私はクローン病、過敏性大腸炎などは、ストレスで起こる病気と考えていますが、今の医学では難病あつかいにして薬づけ医療になっています。自分の病気はストレスのどん底で起きていて、そのような病気になっている時は、体は辛いけれど顆粒球の現象は2、3日であっという間によくなるという理解をしていればいいと思います。

ストレスに弱い人がストレスに強くなる方法

「ストレスに弱い」とは「ストレスへの反応のしやすさ」だと考えられます。これは多少のストレスにも反応してしまう、一時的な適応障害であり、小さいころに甘えがちで副交感神経が優位でリンパ球の数が多い人は一時的な適応障害を起こしやすいようです。

このタイプの人は、ストレスを受けて交感神経が緊張になると、そのたびに副交感神経反射を起こすことになります。これ自体は生体反応として悪いことではありませんが、ちょっとしたことにも敏感に反応してしまい、心身ともに負担になります。

では、こういう人が適応障害を起こさずにストレスに対してもう少し鈍感でいられるのはどうしたらよいか考えてみましょう。

まず、もともとの交感神経の緊張を取るべきで、これは睡眠不足、暴飲暴食、働き過ぎなどの実態があればまず改めることです。「今まで自分は甘えた生活をしてきた」と人生を振り返ってみることも大切です。若い人なら日常生活での自立度も考え直してみたいものです。

はっきり言えば、経済的にも、生活面でも、精神的にも、仕事でも、いい年をして親に（他者に）依存した生活をしていませんか？　ってことです。更に言うなら、自分がどんな時にストレスを感じるかも把握しておくべきでしょう。把握しておけば、次回からの回避・発散も可能になります。

ストレスで炎症を起こすメカニズムや具体的な流れも知っておくとよいでしょう。

「ストレス→交感神経が緊張→顆粒球増多→胃の粘膜の破壊→胃炎」

「交感神経の緊張から逃れるための副交感神経反射で吐き気がしたり、気持が落ち込む」

ということを知っておくと、ストレスに適応するゆとりも出てきます。

すぐに胃にきてしまうことなどへの漠然とした不安もストレスを増幅させることになりますし、特にストレスに弱い人がこのようなメカニズムを知ることによる生体反応への効果は、みなさんが想像する以上です。

ストレスを受ける側の性格・体質

私たちはストレスを受けた時に落ち込んで身動きできないタイプとイライラして周りにあたりちらすタイプと2つのパターンがあります。周りの人の迷惑を考慮しなければ、当人にとってどちらが良い悪いはありません。両親から受け継いだ体質、家庭環境によってものの受け止め方はかなり違ってきますから、同じストレスを受け止めるのにも違った受け止め方をする人がこの世にいるということを知ることも大切です。

あたりちらす人は、周りに迷惑をかけながら立ち直ります。落ち込む人は、自分を痛みつけて立ち直ります。周りにあたる人と落ち込む人は半々くらいだと思います。自分はどちらの性格か冷静に受け止めて、自分はイライラして家族にあたっているなぁとか、自分

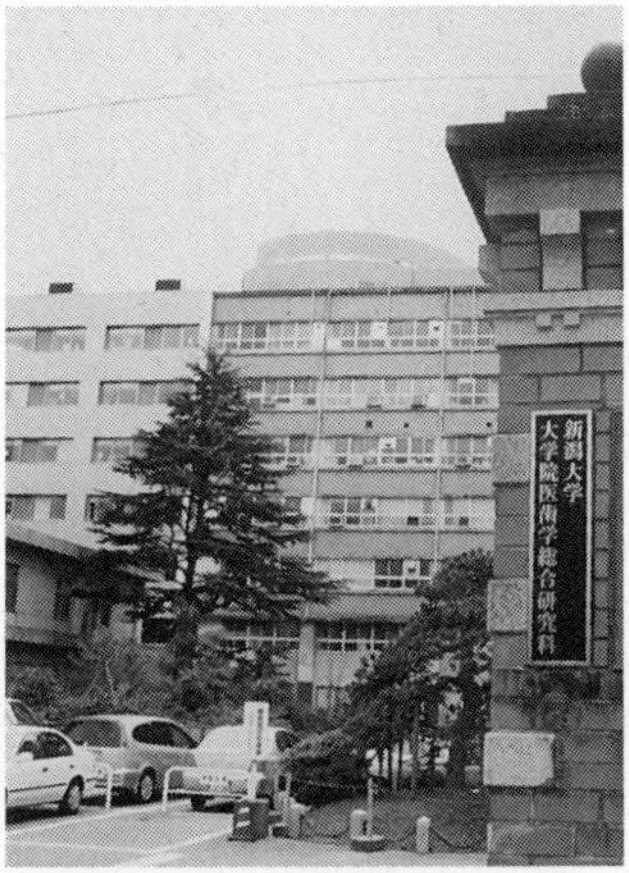

安保先生の研究室は新潟大学大学院医歯学総合研究科にある。

は人に悩みを打ち明けられないでひとりで考えて落ち込んでいるなぁと、客観的に自分の置かれている状況を把握できると脱却する糸口になりやすいのです。

松井選手とイチロー選手のストレス比較

「ストレスを受ける側の性格」では以前に観たテレビ番組を思い出します。アメリカの大リーグで活躍するイチロー選手とゴジラこと松井選手の対談番組で、2人が1時間にわたり、大リーグでの経験や近況を本音で語っていました。対談全体の細かいことは覚えていませんが強く印象に残ったのが、2人の精神状態も含めた身体状況が対照的だったことです。

イチロー選手のほうは、大リーグでの3年連続200本安打を目前にし、そのプレッシャーから時折「吐き気をもよおす」ことさえあったといいます。もちろん「吐き気」を伴うほどのプレッシャーは、年間ヒット262本の世界新記録達成をしたほどですから、イチロー選手自身にもあってしかるべきです。「吐き気」はストレスから逃れるための副交感神経反射ですから悪いことではありません。それに対して松井選手のほうは、アメリカに行ってからも「プレッシャーで吐く」というような経験が一度もないというのです。

また、イチロー選手は食べても太らず、その代わりちょっと食べないとすぐ痩《や》せていくと話し、松井選手はアメリカに行ってからは食べるとすぐ太るので恐いと話していました。松井選手がアメリカの記者からもらったナイスガイ賞についても「どんな賞よりも、ナイスガイ賞をもらうのが自分にとって難しいことだ」と、イチロー選手が語ったことも象徴的だったのです。

免疫学的見方をすると、イチロー選手の「吐き気」や「食べないと痩せてしまう傾向」はストレスに反応して起きる症状で、松井選手の「吐き気を起こしたことが全くない様子」や「食欲増進傾向」はストレスに対して反応していないことを現しています。また、元来の性格もあるでしょうが、ナイスガイ賞を取るくらい人前で笑い顔を作れる松井選手は、笑うことでストレスの何割かを回避していることが考えられるのです。

松井選手とイチロー選手は両極端ではありますが、私たちも彼らのように極端ではないけれど少しどちらかに偏《かたよ》っています。
最終的には私たちのストレスとの闘いは、己を知ること、自己認識です。自分がストレスに対してどのように対応する人間かを知っていれば、いちいちうろたえなくてすみます。

虫歯は生活の乱れやストレスが原因でおこる

歯は骨です。ですから、普通の人は歯は精神的な問題とはまったく関係ないと思って、歯の治療でそのまま削ったり、虫歯の予防としてブラッシングしたりしています。実は、歯の病気には生き方の問題がすごく関わっています。歯の病気こそ生き方の見直しや、正しい食生活に改善しないとなかなか治りません。

「虫歯こそ、ストレスが原因」というと、多くの人は驚くでしょう。でも本当です。

例えば子どもであれば、受験期やいじめにあった時などに虫歯ができやすいのです。会社員なら上司とのトラブルがあった時、女性なら出産前など、非日常的なストレスに遭遇《そうぐう》した時に、虫歯のほとんどができています。

なぜなら、唾液の分泌は副交感神経の支配を受けているからです。唾液には、食べ物を消化する酵素だけでなく、食べ物に含まれるよけいなものを排除するための免疫物質も含まれています。体によくないものはできるだけ体内に入れないよう、まず消化の入り口である口から防御しているわけです。

唾液がたくさん分泌していれば細菌の排除に働いてくれるので、虫歯の原因となる細菌はそれほど繁殖できません。唾液は、虫歯予防にたいへん有効なのです。歯をよく磨かないのに虫歯がないという人がいるのもこの理由です。

ところが、何かの原因でストレスが発生すると交感神経が優位になり、唾液分泌を促している副交感神経が抑制されてしまうので、せっかく虫歯予防に働いてくれる唾液の分泌が少なくなってしまいます。

私も月に何回も講演会で話をしますが、講演会などで緊張して唾液の分泌が少なくなり喉《のど》がカラカラに乾いた経験があります。講演の演壇に、よく水が用意されているのもそのためです。

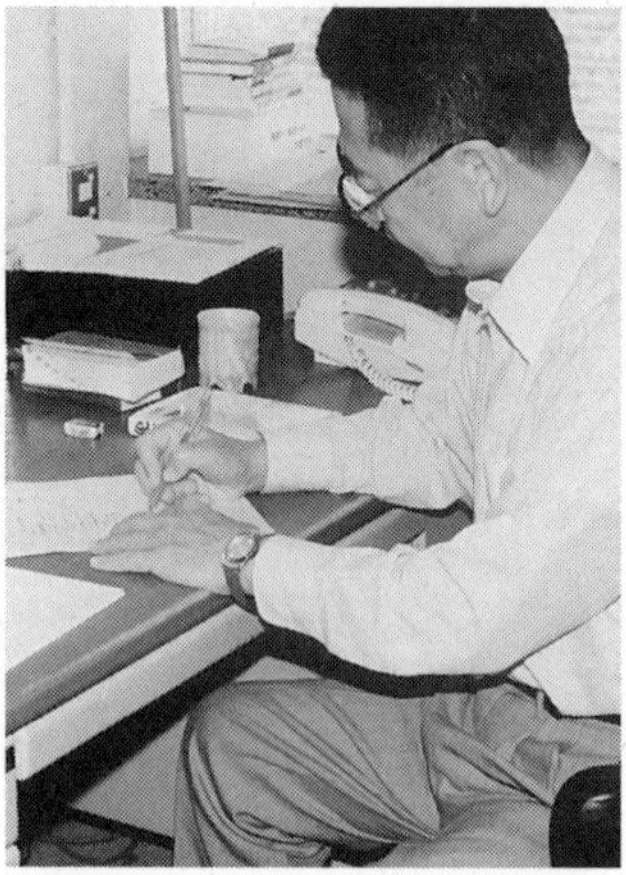

安保先生に寄せられる全国からのお便り。
その１つひとつに親切に答える安保先生。

歯周病が悪化した状態が歯槽膿漏《しそうのうろう》ですが、炎症の継続の結果、歯と歯ぐきの間に膿《うみ》がたまり、やがて歯ぐきまでがやられてしまうのがこの病気です。この歯槽膿漏は虫歯よりさらにストレスの影響を強く受けています。ストレスで増えた顆粒球が口腔内《こうくうない》の常在菌と闘って膿をつくります。ストレスを受けにくい生き方をして長生きをしている人は、歯槽膿漏で歯がなくなることが少なく歯がたくさん残っています。

群馬県高崎市で歯科医院を開業する丸橋賢《まるはしまさる》先生は、歯の健康がその人の生き方にも関係してくるということで、「全人歯科《ぜんじんしか》」という考え方をされており、私はおおいに感銘を受けました。

丸橋先生によると歯の病気は、生活の乱れ、ストレス、食事の乱れなどが原因の場合は、生活全般を見直すしかないといっていますし、私もその通りだと思います。

歯の病気は一度できてしまうと他の病気のように自然治癒することは難しく、虫歯予防にもストレスからの脱却はぜひとも必要になります。

心の持ち方、生き方を変えよう

私は、若いころいつも怒っていて、しかも1年に数回、非常に厳しく怒るので、みんなにいやがられていました。ところが自律神経や体温にまつわる免疫の研究をするうちに、私は恐くて怒れなくなりました。

ある時、学生をひどく叱ったので、試しに自分の血圧を測って愕然《がくぜん》としました。なんと２００㎜Hgを越していたのですから、自分でも驚きました。怒りという感情が、いかに自分の体に大きな影響を与えるかを思い知り、「こんなに怒っているようではダメだなぁ」と感じました。

交感神経の緊張をもっとももたらすものは、怒りやねたみ、恐怖心といった人間の負の感情です。これらの感情に支配されていると、私たちの体は痛みつけられ病気になり、早く老けます。ですから、ちょっとしたことで怒ったり、くよくよしたり、人を羨《うらや》んだりすると、自分の寿命を縮めることになります。何事に対してもおおらかな気持ちをもち、おだやかに暮らせるよう、生き方や心の持ち方を変えていかないと、本当の健康を得られません。とはいえ自分の感情をコントロールするのは、なかなかむずかしいものです。

人生の挫折を救ってくれるのは海だったり、山だったりしています。海を見て心の広さが戻ってきたり、山を見て自然の偉大さを知って悩むことの小ささに気づき、脱却している人が多いのです。それだけ自然は偉大です。私たちは自然から生まれて自然に帰るのです。自然が一番心を癒します。

自然回帰というと大袈裟かもしれませんが、自然と結びついた自分の真の心をちょっと見つめてみて不必要なストレスをかけない、おだやかな生活を送ってほしいと思います。

私のストレス解消法は読書です

人生啓蒙《けいもう》の本、前向きに生きる本、プラス指向の本といろいろな書籍があります。専門書や研究の参考書と並んで人生を元気づける本や、心がリラックスする本、ハウツー本も私の本棚にはずらっと１００冊くらい並んでいます。この間、昔の仲間の防衛大学医学部の関教授に冷やかされたことがあります。「安保先生は意外といいことというけど、結構いろいろな本から知恵を借りているんだ」と言われました。

他には歴史上の人物伝も好きです。生き様は書く人によって違いますので、のめり込んで「こういう生き方もあるんだなぁ」とこのようなことが思考の広がりをつくってくれますし、気休めにもなります。最近では、梅原猛、新田次郎、吉村昭を読みました。みんな一生懸命に生きた人だから読むと勇気づけられます。

人間ってかなり活躍している人でも結構ギリギリの精神状態で生きています。実は私もそうなんです。

（取材・文／高橋利直）

うつ、ストレスに効くホメオパシー

帯津良一（帯津三敬病院名誉院長）

「ホメオパシーでがんは治るのか」と
聞かれることがある。そういう時、
私は「西洋医学でがんは治るかと聞くのと同じ」
と答える。さらに、「私はわかっているが、
かなり難しい状態がホメオパシーを
加えていくことで打開されていく」と。
そしてこの実践は、
うつ・ストレス等の心の病をかかえている
多くの方にも実はたいへん有効だそうだ。

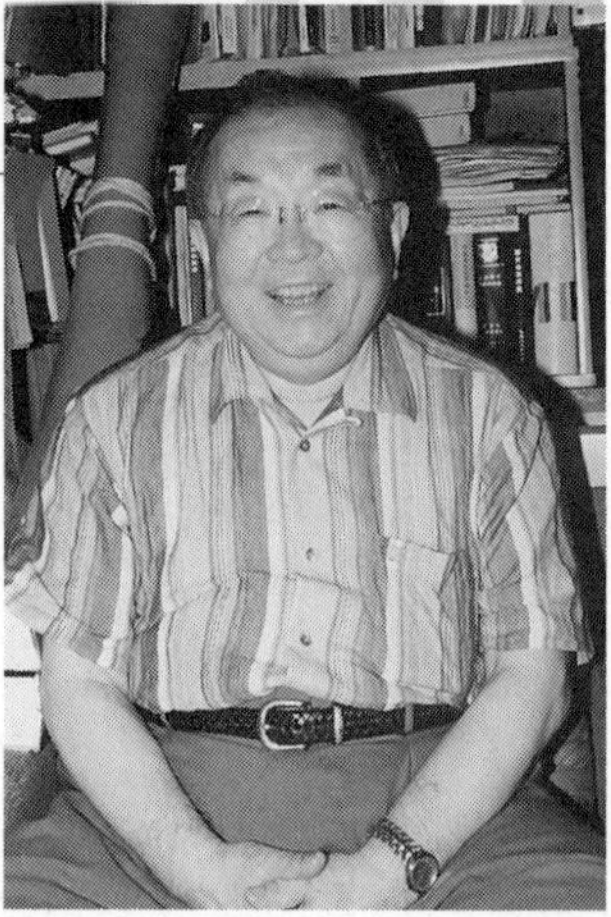

おびつりょういち
東京大学医学部卒業。医学博士。帯津三敬病院名誉院長。帯津三敬塾クリニック顧問。日本ホリスティック医学協会会長、日本健身気功協会会長ほか役職多数。西洋医学だけでなく、伝統医学・民間療法などあらゆる療法を取り入れ、みずからも気功法を実践。がんなどの治療で患者の自然治癒力を引き出すホリスティック医学の第一人者。著書多数。

ホメオパシーはどんな病に効果があるのか

「ホメオパシーでがんは治りますか」とよく聞かれることがあります。そういう時、私は「西洋医学でがんは治りますかと聞くのと同じですよ」と答えます。

「西洋医学でがんは治りますか」と聞く人はあまりいません。効く時もあれば効かない時もあることを誰もが知っているからです。ホメオパシーでも同じです。しかし私は経験上分かっているのですが、かなりの難しい状況がホメオパシーを加えていくことによって打開されていきます。

ホメオパシーは、いのちのレベルで捉えていきます。当面の身体性の症状――痛み、お腹の張り、

ホメオパシーについては、本書第1号『代替療法と免疫力・自然治癒力』の中で渡辺順二先生が「癒しのホメオパシー入門」というテーマで効果や療法をわかりやすく解説しています。

咳《せき》——、そういうものはあまり軽くならなくても、いのちのレベルに働きかけるのでどこか元気が出てきます。

だから、はっきりとこう言う人が多いのです。「咳はあまり変わりはないけれど、気力が出てきた」、「咳が出ていても、なんだかわからないけれど前のようにいやな気持ちでなくなってきた」と。

こういう点でがんの治療には非常にいい。がんの患者さんは多かれ少なかれ不安を持ち、落ち込みます。ホメオパシーはそういう心の状態をカバーしてくれます。

例えば、アルセニクム。これはヒ素ですが、この一つのレメディー（ホメオパシーの薬）で口内炎、鼻炎、頭痛、咳、胸水・腹水があってお腹の焼けるような痛さ、そして下痢——、そういう状態をすべてカバーしてしまいます。だから色々な症状を訴える人にレメディー一粒を処方すればいいのです。

ところが、西洋医学のように一つの故障を治すために一種類の薬を使用していくとなると、三つ四つ故障がある場合に三種類も四種類も薬を使用するので、だんだん薬漬けと言われている状態になっていきます。

バイタルフォースに働きかけるホメオパシー

その人のいのちに働きかけることを、ホメオパシーの用語ではバイタルフォース（生命を維持している目に見えないエネルギー）に働きかける、マヤズムを解くということがあります。マヤズムを解くとは家庭的なストレス、あるいは血統的な呪縛《じゅばく》のようなものを解くことです。

マヤズムには梅毒と淋病、皮膚疥癬《かいせん》と三つあります。現代ではさらにがんや結核などが加わってくるでしょう。それと、バイタルフォースを後方から支えてあげようという意味があるのです。

もう一つホメオパシーには利点があります。それは小さい粒を溶かせばいいのでお腹にどんなトラブルがあっても使用できることです。漢方薬は嘔吐《おうと》している人に飲めとは言えません。お腹が痛い人に漢方薬を飲めと言っても飲めないと言います。だから「これをただ舐《な》めるだけでいい」とレメディー一粒を渡せば、すでにホメオパシーを知っている人であればニコッと笑って口に含みます。

そういう意味で、非常に根本的な治療にもなるし、気力・精神的な支えも作る。色々な症状を一気に引き受ける。それから心身に非常に優しい方法だからどういう状況でも対応できる。そういう利点があるのです。

私の病院ではホメオパシーをやり始めると、やめると言う人はまずいません。退院したら「これからどうしたらいいでしょう」と聞かれます。「郵便でやり取りして、時々外来に診察に来て話を聞く。それでできますよ」と答えます。袋に飲むべき日付と種類を書いて、この中にレメディーの入った合成樹脂のビンを入れて送るのですが、皆さんきちんきちんと送り返してきます。

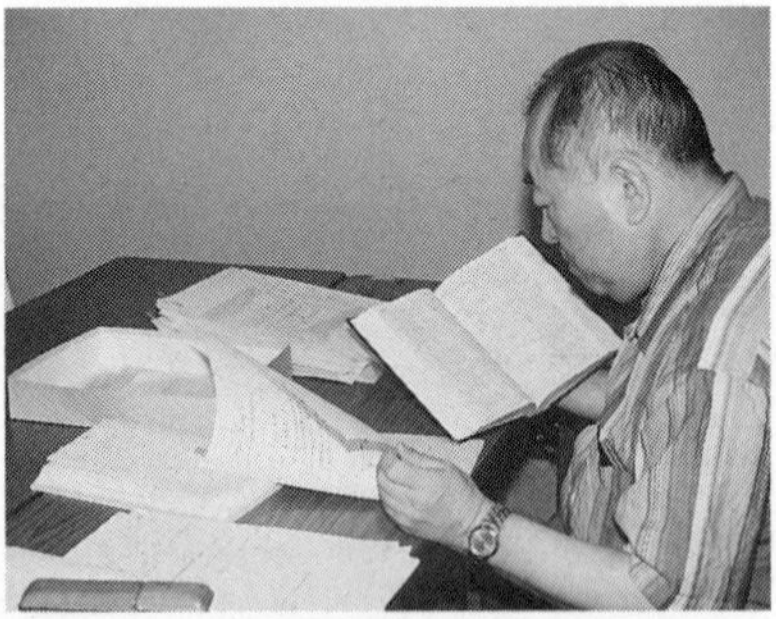
ホメオパシーの事典で確認しながら、患者さんのレメディーを処方する帯津先生。

うつやストレスにも効くホメオパシー

うつ、ストレスとははっきりと言わなくても、がんの患者さんは先行きに対して不安を持っています。症状が進んでくると多かれ少なかれ不安が高じてきます。だからがんの患者さんのレメディーには抗うつ性の作用のあるものが多いのです。


例えば、アルセニクムは「自分はどうなるのだろう」という病気に対する不安にも効果があります。それから、カルシノシンというがん細胞から作ったレメディーは、家族に対する不安――「父親の痴呆の進行が心配」とか「母親の胃がんが心配」などの時に使います。

また、ただリフレッシュのためだけならば大抵のレメディーが使えます。カルカレア・カルボニカという炭酸カルシウムは、うつによく使うし、オーラムとは金《ゴールド》のことですけれど、オーラム・メタリカムも使います。ナックス・ボミカ、さらに、ナトルム・ムリアティクムという食塩も使用します。

また、うつとはいわないまでも自分の親しい人や家族が死んで悲嘆にくれている人には、イグナシアです。「葬式のレメディー」と言われているくらい、誰かが死んで悲嘆にくれている人にはすぐに使用します。このイグナシアは急性期に使い、少し経過したら、ナトルム・ムリアティクムに切り替えていきます。

ブラウン&ダウン、つまり褐色で落ちていくような精神状態の人には、セピアというイカの墨《すみ》を使います。また、何か表現できないけれど腹立たしさが内にこもっている状態、怒りが元で調子が悪いのだと分かると、スタフィサグリアを処方します。例えば、ドクハラ（医師によるハラスメント）に対して何も言えなくて鬱々《うつうつ》としている人に使用します。

また、スタフィサグリアは「離婚のレメディー」と呼ばれています。離婚した後はさっぱりした気持ちもあるのでしょうが、誇りを傷つけられたという気持ちもある。その押さえられた怒りが巣食っている時もあります。

このように同じうつやストレスでも色々な状況によって使い分けます。ホメオパシーの適応は、うつ、怒り、悲しみ、憂いなど、実に幅広いのです。漢方薬ではなかなかそうは行きません。

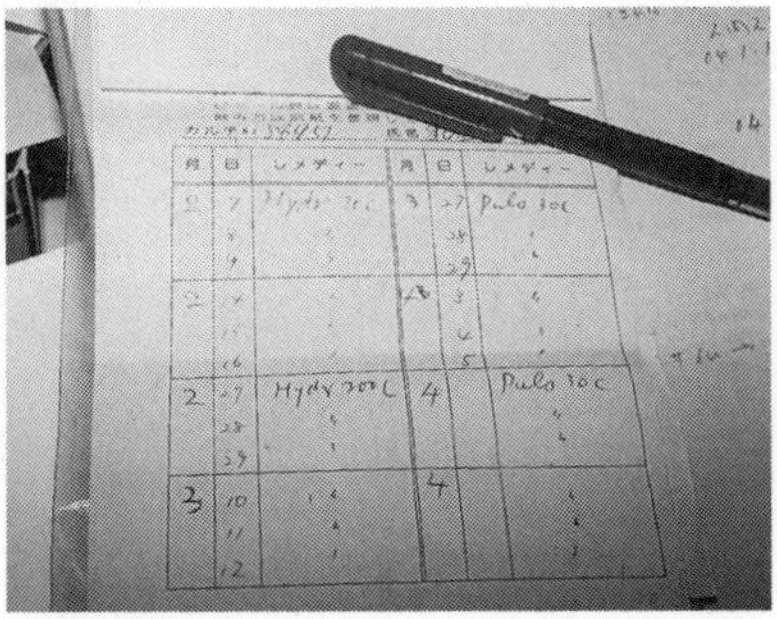
患者さんのカルテ。いつ、何のレメディーを使用したか等を記録。

心療内科や精神科の治療にもホメオパシーは有効

西洋医学的な鎮静剤や抗うつ剤を使う。あるいは薬に頼らないカウンセリングのようなものをする。そこへホメオパシーが入ってくると武器が多くなります。戦術が増えて戦略がより立体的になってくる。そのために心療内科や精神科の医師はホメオパシーを勉強する人が多いのです。

例えば、群馬県高崎市の精神科医、山下太郎医師（太郎メンタルクリニック院長）は、この間「バッチフラワー（20世紀の初頭にホメオパシーの医師、エドワード・バッチによって発見された、病気の素因となったり回復を妨げている否定的な精神状態を癒す作用のある38種類のレメディー―バッチフラワーレメディー）の会」で会った時、「バッチフラワーを使うようになって患者さんの色々な精神疾患が治るようになった」と言っていました。

私の川越の病院（帯津三敬病院）にもうつの患者さんが来ます。私はうつの専門家ではないけれどホメオパシーに関してだけは行うので、それをわきまえた上で使ってくださいとレメディーを出してあげます。

がんの患者さん以外にも、統合失調症など難病と言われる人がけっこう来ます。精神疾患の専門家ではないけれどホメオパシーならホメオパシー的に解釈して出すことができるのです。

私がホメオパシーを始めた理由

私がホメオパシーを始めたのは「現存の医学の中でこれほどホリスティックな医学はない」と思ったからです。理想のホリスティック医学はもっとスケールが大きいのですが、ホメオパシーは避けて通ることはできない、ホリスティック医学を目指す以上「これをやろう」と思ったからです。

日本ホメオパシー医学会は２０００年1月に立ち上げました。「医師がホメオパシーを学ぶには権威ある団体に指導をしてもらわなくてはならない」ということで、イギリスのホメオパシー界の第一人者で、ファカルティー・オブ・ホメオパシーの会長、ボブ・レクリッジさんにコンタクトを取りました。

ボブさんは「グラスゴー研修制度を日本の学会でやりなさい。まずはあなた方がこちらでとにかく3年間勉強しなさい」と言います。私たちは「3年間もできないから集中講義でやってほしい」と頼み、そこで6、7回くらい1週間ずつグラスゴーに通いました。こうして一気に3年分の勉強をして、その翌年に日本で研修制度をスタートさせたのです。

ホメオパシーの基本はナラティブ

ホメオパシーの基本的な考え方にナラティブ（本書39頁の、「ボブさんの講演」の項でご紹介します）があります。

20世紀に西洋医学が大きな壁に突き当たると、がんを始め、ほとんどの病気は体だけの病気ではなくて、心やいのちにも関わりがあるということが分かってきました。

心といのちが「いのちの場」のエネルギーとすれば、まさにエネルギー・メディスンとしてこれから脚光を浴びてくるでしょう。

その心といのちの奥にある「いのちの場」のエネルギーが迸《ほとばし》り出たものがナラティブだと思います。

その人の今までの人生だけではなく、話し方や全身全霊で話している姿自体に「いのちの場」を表現している。そのナラティブを詳細に聞き取って、いのちのレベルの全体像を摑《つか》んでいくのが、ナラティブ・ベースド・メディスン（Narrative Based Medicine）だと思っています。

それは当然、精神科や心療内科がこれまでにやってきたことです。

その他にも、エネルギー医学の範疇《はんちゅう》にあるもの全てが該当すると思います。漢方薬、鍼灸《しんきゅう》、気功、アーユルヴェーダ、シュタイナー医学、――そしてホメオパシーでも皆同じです。エネルギー・メディスンの特徴でしょう。

人間は個性的な存在です。肝臓は誰もが同じ色と形をしている、胃袋も同じ――というように、画一的なエビデンス・ベースド・メディスン（根拠に基づいた医療）によって体はあたかも機械のように画一的に表されますが、人間まるごとになると同じではないわけです。

全く違ってくる。それは、心といのちが加わってその人を成り立たせているわけですが、心といのちのレベルでは非常に個性的になってきます。

そこにおいては、エビデンスが成り立たない。ナラティブにならざるを得ない。ナラティブ・ベースド・メディスンは、つまりエビデンス・ベースド・メディスンに

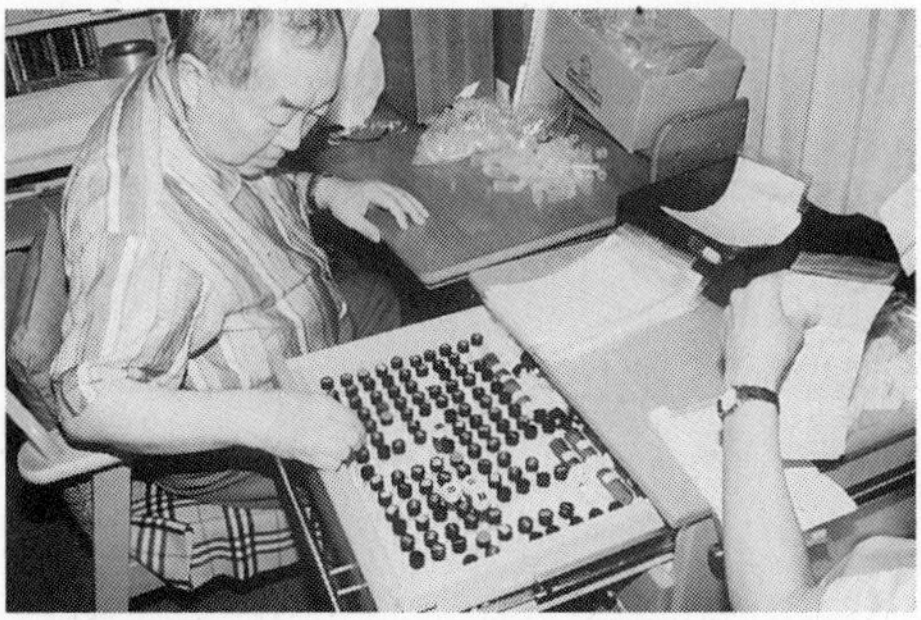
机中のレメディーを一人ひとりの患者さんに合わせて処方する帯津先生。

対するアンチテーゼ（反説）として生み出されたのだ思います。

ホメオパシーの診断は患者への聞き取りが基本

このナラティブを基本に置いて治療を行うホメオパシーは今のところは体に触れるわけではなくて診断はあくまで聞き取りです。

私はホメオパシーだけを行っていることはできないので、できるだけ効率化しようと質問表を考案しました。回診の時に少し話をして、後はこの質問表を基にしてどんどん診断していきます。

質問表には、本人の体調の事から病歴、家族の病歴以外に、例えば「夢はよく見るか、あまり見ないか。よく見る夢はなにか」、「人間関係、人付き合いは苦手であるか好きであるか」、「子供の頃の性格」、「自分自身のことをどのように思うか」、「他の人はあなたのことをどのように思っているか」、「具合の悪い時に他の人に慰められることは好きか嫌いか。慰められて症状は悪化するか好転するか」など、Ａ４版の用紙におよそ10ページにわたって様々な質問があります。本来は1時間なり2時間なりかけて患者さんの話をゆっくり聞く。遮《さえぎ》らずに話せるだけ話してもらいます。その中でその人の心とかいのちの状態を掴《つか》み取り、それを一つのパターン化して、レパートリー（ホメオパシー薬を症状別にまとめた事典）やマテリア・メディカ（ホメオパシー薬がどのような肉体的、精神的等の特徴をもつかが記載された事典）でその人に合ったレメディーを見つけていくのです。

ホメオパシーを、私は主にがんの患者さんに使用しています。戦略会議を行って「あなたの場合何ができるか」を相談します。まず病というステージの中でどういう気持ちで生きていくのかという「心の持ちよう」を話し合います。

次に、「自分はこういう食事で行くんだ」と食事についてのある程度の理念を持ってもらいます。玄米菜食やゲルソンだけがいいわけではありません。結論は出なくてもいいので、入院している間に自分はこう行くという理念を作ってもらいます。

それから三つ目が気功です。気功は功法も色々ありますが、とにかく一つでも二つでも自分にあったものを身につけてもらいます。

この心と食事と気功の三本柱で自然治癒力を高めていきます。その上で、あなたの場合は何ができるのか、西洋医学の手術の治療になるのか、抗がん剤や放射線が使えるのか、漢方薬、鍼灸、ホメオパシー、サプリメント、アロマセラピー、音楽療法はどうするのか——そうなっていくわけです。

医療としてのホメオパシー

私の病院以外でも、日本ホメオパシー学会の何人かの医師がホメオパシーを始めています。

日本ホメオパシー医学会では受講者は1年目で試験を受けます。そうすると8割くらいの人が合格し2割くらいの人が落ちる、でもその人たちには再試験のチャンスがあります。この試験はふるいにかけるために行うのではなくて、全員に受かってほしいと考えているからです。だからほとんどの人が合格します。イギリス・グラスゴーのファカルティー（学部）の制度では受講者が1年目に合格すると急性疾患にはホメオパシーをどんどん使用できるという立場を取れます。だから日本でも1年目で合格した人たちが使用できます。

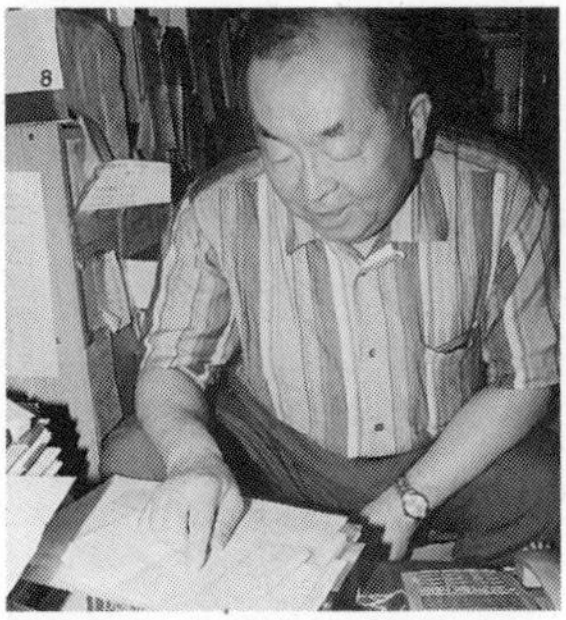
ホリスティック医学を目指す以上、ホメオパシーは避けて通れないと帯津先生は語る。

こうして3年間臨床の経験を積んだら、イギリスでメンバーの試験を受けられます。しかし長くかかるし通訳を入れるなど大変です。だから日本の学会での専門医制度をやりたいとファカルティーと折衝しています。学会のホームページにこの人は合格しましたから受診できますと載せたいのですが、載せないでほしいという人もいます。例えば、県立病院に勤めていて「自分はホメオパシーを勉強していて使えます」などとうっかりいえば「こんなわけのわからないものを——」と院長から叱られてしまうかもしれません。

だから合格した人のおよそ半分は、まだリストアップしないでほしいと言います。残りの半分くらいの人が構わないと言う。公開しても構わないという認定医は「日

本ホメオパシー医学会」のホームページの認定医リストでわかります。(下段参照)

日本ホメオパシー医学会では毎年研修の募集をしていて今年は4回生です。だいたい50~60人ずつ研修を受けますが、このペースで行けば数年で相当層が厚くなってくるでしょう。医者の間でも、ホメオパシーやシュタイナー医学に対する関心は、ますます高まっています。だからこれをしっかりやっていけばいいと思っています。

ホメオパシーを利用するには

一般の人が、専門学校等でホメオパシーの知識を学んで自分自身、あるいは近隣の人に処方しているというケースが徐々に出ているようです。このようにどんどん素人でもできるようにしていくという方向性も大切ですが、本来やはり自分で買って処方するのは、相当広くて深い知識がないと危険です。

ただ、ちょっとした、からだが重い、疲労、頭痛という不定愁訴に対して応急手当的に基本的なレメディーを使用するのであればあまり間違いはありませんが、その程度にとどめておくべきです。

レメディーはホームページや通販などで販売している所もあるようですが、私は医療の中で広めるというのが基本と考えます。私の場合、どうしてもという人には、必ず一度、川越でも池袋でも私の病院に来てもらってまず診察してからレメディーを処方するようにしています。

埼玉県川越市の帯津三敬病院でも、東京・池袋の帯津三敬塾クリニックでもホメオパシーの処方料は1か月分で3千円です。患者さんの中には遠くに住んでいて、病院に通えない人もいます。そういう人には地元の病院に通ってもらうなどしながら、レメディーを郵送で送っています。

(取材/高橋利直　文/久保寺岳)

ホメオパシーの受診をご希望の方へ

「日本ホメオパシー医学会」では、あなたのお住まいの地域の認定医を紹介してくれます。問合せは、Eメール、ファックスにて受け付けています。(電話による相談はご遠慮下さい)

●日本ホメオパシー医学会事務局
Eメール/jpsh@mbk.nifty.com
ファックス/03-5821-7439

ホメオパシーとナラティブ

イギリス、グラスゴーのファカルティー・オブ・ホメオパシー会長、ボブ・レクリッジさんの2004年5月に開催されたセミナーでの講演より

ナラティブには、物語ということと、どのように物語が語られているかという二つの意味があります。つまり、物語の事実、詳細だけではなく、どのように患者が物語を語っているか、どのくらいのエネルギー、どれくらいの情熱をもって語っているかということにまで焦点を当てていきます。

ホメオパシーはそれ自体、1つの治療形態としてナラティブに焦点を当てています。ホメオパシーは患者の全体性、患者の物語を使わないと効力は発揮しないのです。患者の話を通してそのパターンを理解し、その病気の像と対応の仕方を理解します。

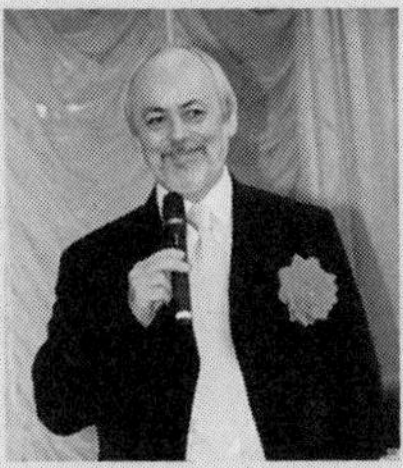

ファカルティー・オブ・ホメオパシー会長のボブ・レクリッジ氏。イギリスのホメオパシー界の第一人者。

あるメニエール症候群の女の子の物語

5年前にわたしのもとにやってきたある8歳の女の子の話です。彼女はメニエール症候群です。この病気の90%の人が聴覚過敏の状態を持っています。

では、彼女の物語はどのようなものでしょうか。母親が言うには、例えば、風が吹き出すと両手で耳をふさいで部屋の中を泣きわめきながら走りまわる。掃除機やドラムの音がした時、激しく動揺する。また雷を恐がるなどです。スコットランドでは部屋の外では常に強い風が吹いています。この子がイライラしたり動揺するので家族は外に行くことができません。毎年、花火を上げる祭りの日は彼女にとって悲惨な1日となります。

母親が話すとその女の子も、自分のことを語り始めました。私は音楽が好きだ。自分のオモチャ、特にフワフワしたものが好きだ。そしてお友達と遊ぶのが好きだ―。

ここで2つの異なった物語が生まれました。この2つの物語が、彼女を治療する適切なレメディーを見つける手がかりとなります。

この段階で私は、フォスフォラスというレメディーを自分の中で

考えていました。しかし、フォスフォラスが必要な人はたいていの場合、犬が恐いという人が多いのです。そこでわたしは尋ねました。「犬が恐いですか」。彼女は「犬は好きだ」と答えました。

この子はひとなつっこい子です。おしゃべりで抱っこされたりするのが好きです。人も好きです。でも状態が悪くなると気分屋になります。非常に落ちつきがなく、特に具合が悪くなるとイライラしやすくなる子どもです。

この子と他のメニエール症候群を患っている子といったいどこが違うのか。音に対して非常に敏感であること、雷や風に対して恐れを持っているということが他の子どもと違う点です。

こうして、わたしはカモミラというレメディーが効果があるに違いないと考えます。具合が悪くなった時、カモミラが効く人は非常にイライラします。自分を見てこの苦しみを理解してと言います。そして、それより重要な点は、カモミラの中には風に対する恐れという項目があるのです。そこでカモミラの30C（レメディーの希釈率の単位でポーテンシー（力価）をあらわす）を彼女に投与しました。

2か月後に彼女が戻ってきた時、母親によると奇跡のようだ、完全にこの子は変わってしまった。家の外に風が吹いていても叫んだり、走りまわったりしなくなった。3か月後には、この子が自分で掃除機をかけられるようになった。花火のパーティーに行くことができるようになった。ドラムをたたくという新しい趣味も増えた。5年後に会った時は、聴覚過敏の状態がまったくなくなっていました。

このような効果を生み出せる、これ以外のホメオパシーのレメディーというものをわたしは知りません。この子の物語を聞かなければこのレメディーを選ぶことができなかったと思います。

ホメオパシーを実践していくとそれ以降出会うすべての人々が非常に新鮮な素晴らしい人に見えてきます。そして、絶望的で何の救いもない患者というものがいなくなります。なぜならばすべての人が興味深い物語を皆さんのもとに持ってくるからです。そして実際に物語を含んでいるレメディーを与えることができるようになるからです。

特集 3

心の自然治癒力を高める

p. 42

岩田弘敏 Hirotoshi Iwata

（岐阜大学名誉教授）

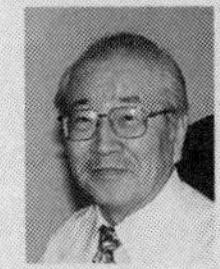

心の治癒力を高める「五感健康法」

岐阜県立医科大学（現岐阜大学医学部）卒業。岐阜大学医学部教授（衛生学）を経て2000年3月労働者健康福祉機構岐阜産業保健推進センター所長に就任。2001年10月より岐阜県健康長寿財団老人障害予防センター所長を兼務。

p. 54

黒丸尊治 Takaharu Kuromaru

（彦根市立病院緩和ケア科部長）

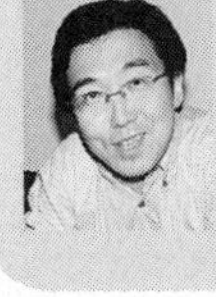

心の治癒力が ON になる時

信州大学医学部卒業。徳洲会野崎病院、九州大学医学部付属病院等を経て彦根市立病院勤務。日本心療内科学会評議員。日本ホリスティック医学協会理事。日本ホメオパシー医学会理事、同認定医。

心の治癒力を高める

五感健康法

岩田弘敏（岐阜大学名誉教授）

いわたひろとし
岐阜県立医科大学（現岐阜大学医学部）卒業。医学博士。和歌山県立医科大学教授（公衆衛生学）、岐阜大学医学部教授、岐阜県立健康管理院長等を経て退官後、岐阜大学名誉教授。2000年に労働福祉事業団岐阜産業保健推進センター所長、2004年に改組して独立行政法人労働者健康福祉機構岐阜産業保健推進センター所長に就任。2001年10月には岐阜県健康長寿財団老人障害予防センターの開設に伴い所長（非常勤）を兼務。著書に『五感健康法を愉しむ』（岐阜新聞社）など多数。

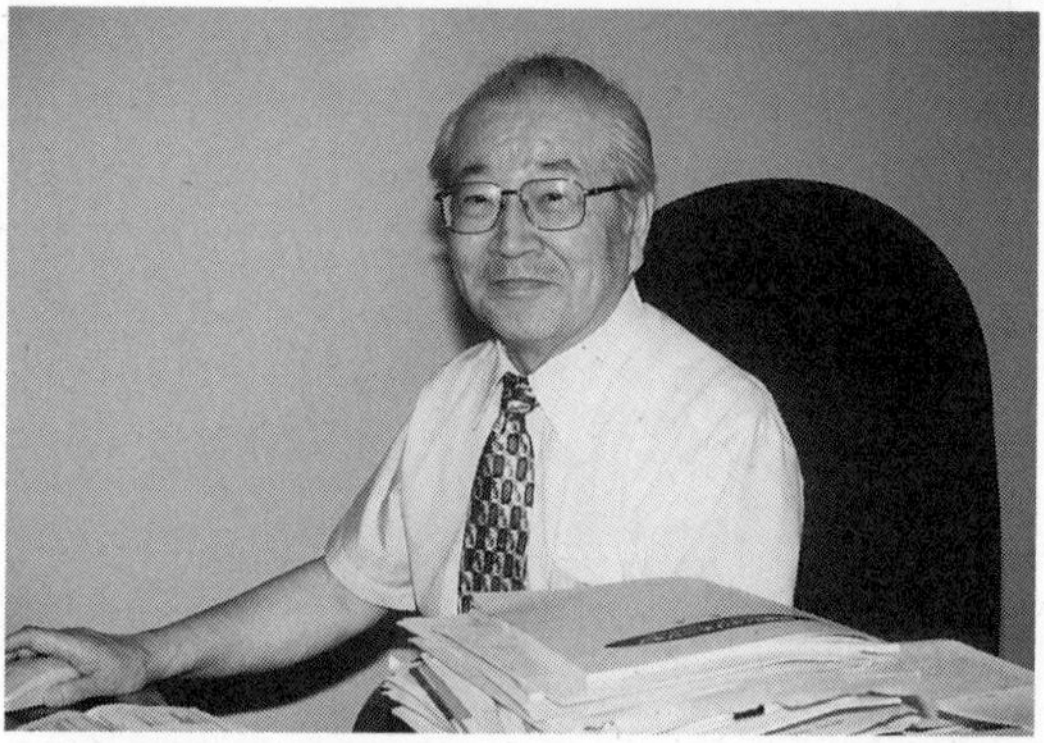

世の中にある健康法は、ほとんどすべてが五感健康法と呼んでも過言ではない。
五感健康法とは、五感を通して絵や花を見る、音楽を聴く、よい香りを嗅ぐ、食を味わう、温泉に入る等、日常の中で誰もができる健康法のこと。そして、
五感健康法を続けるコツは、一人ではなく皆で愉しむこと。
あなた自身の五感健康法を見つけて、心の自然治癒力を高める健康法を始めて下さい。

誰もが手軽に実践でき、安全で有効な「五感健康法」

今日の健康のための療法には科学的に実証されているもの、いないもの、医療機関で用いられているもの、民間で用いられているものなど、数えるときりがないほど多くあります。例えば、音楽療法、運動療法、食事療法、動物介在療法、園芸療法、おしゃれ療法、その他伝承的な療法など様々です。

地域や家庭で手軽に誰もが実践でき、かつ安全で有効な療法として、私は「五感健康法」を提唱してきま

した。
「五感健康法」とは、体の気血の流れを整えたり、心の健康を保つために五感から入力された情報を脳の中で処理し、それを運動や行動として発信する健康法、さらに、その運動や行動を逆入力して利用し、感性を高めることをも含んだ健康法、とご理解いただければよいでしょう。

感覚器官からの五感健康法は、五感別に展開してゆきますが、五感、すなわち視覚、聴覚、嗅覚、味覚、触覚はそれぞれが重なり合って相互に関係し合ってもいますので、その点をまずご理解下さい。

心と体は一体であると言われます。昔から言われている「心身一如《しんしんいちにょ》」のことですが、私たちはとかく目に見えることを優先しがちですので、どうしても体を中心に健康を定義する傾向が強いと思います。したがってよりしっかりと意識的に「心の健康」を大切にし、そのために「心の自然治癒力」を常に高めてゆく生活をすべきだろうと考えます。すなわち「心の元気」です。その心の元気は、体の恒常性《こうじょうせい》をバランスよく維持することから作られます。

恒常性維持のメカニズム

恒常性の維持とは何でしょうか。それは、「体の内臓器官が気温や湿度などの外部環境の変化や、姿勢・運動などによる変化に応じて、体が統一的・合目的《ごうもくてき》的(ある目的をもち、それにかなっているさま)に働き、体温、血液量、血液成分などの内部環境をある一定の範囲に保とうとし、かつ保っている状態のこと」をいいます。

自律神経系、ホルモン系(内分泌系)、免疫系が、共に三つの機能を発揮して、内部環境を一定に保っています。従って恒常性を維持するということは、とりもなおさず、自然治癒力を高めることなのです。

◆自律神経系について

恒常性に関与する神経は、自律神経系ですが、そもそも神経系とは、脳と脊髄《せきずい》からなる「中枢神経系」とそれ以外の「末梢神経系」に分けられ、その「末梢神経系」はさらに「自律神経系」と「体性神経系」に分かれています。外からの情報はすべて五感の感覚器官で受けとめます。ですから、脳は五感のアンテナともいえるでしょう。

◆ホルモン系（内分泌系）について

ホルモンは主として血液を通して各細胞に運ばれ、そこの細胞の働きを調節する化学物質として作用し、細胞での物質代謝、血液性状や血行動態などの恒常性を保つために、分泌量や血中濃度を一定にしています。

◆免疫系について

免疫は、体内に自己の生存に不利益な異物が侵入してきた時、それを選択的に排除する機能です。

血液は「有形成分」と「液体成分」（血漿《けっしょう》）に分かれていますが、有形成分のうち免疫に関連するのは白血球です。

免疫系は精神状態との関係が深いため、ストレスとも強く関連します。「病は気から」の典型がこの免疫系の特色です。体の中で起こることで免疫にあまり反応できないために発生する例が「がん」で、過剰に反応して起こる病気が「自己免疫疾患」です。体の外からの影響で、免疫にあまり反応しないために起こる病例は「感染症」であり、それに対して免疫に過剰に反応して起こるのが「アレルギー反応」なのです。

◆3つの相互関係

大脳系でストレスを感じますと、その信号は自律神経系や免疫系、そしてホルモン系に伝達されます。ストレスの信号が神経細胞と同時に免疫細胞にも働きかけるからです。また、ストレスを受けた時の神経系、ホルモン系、免疫系の相互関係はきわめて複雑で、ストレスを受けて自律神経を介する経路と、ホルモン系を介する経路とがあって、共に免疫系に影響を与えているのです。

体を休める代わりに飲酒や喫煙、過剰なストレスなどを繰り返していると、自律神経のうち交感神経が活性化し、生体防御に働く白血球の中のリンパ球の数や機能が低下します。

従って恒常性の維持には、神経系、ホルモン系、免疫系が相互にバランスよく機能し合っていることが必要で、これが崩れることにより、病気になりやすくなるのです。老化もまったく同じです。

◆脳の機能

人間が動物と大きく異なる点は、大脳皮質（大脳半球の表層を形成し思考、言語など高次機能を担う）が他のどの動物よりも発達していることです。つまり五感からの入力システムを通って脳内で情報処理できることを意味し、思考、感情、注意、記憶、認識などが「正確さ」「スピード」「持続力」を伴ってシステム的に処理される特徴があげられます。これは「人間として」の社会生活ができるということにほかなりません。

◆自然治癒力と五感健康法

人の体は不思議なもので、元の状態に戻そうという働きが生じます。恒常性が働くからなのです。人は40歳以上になると脳内の神経細胞が減少し始めます。これを少しでも補おうとすると、重要なのは脳血流であり、血液中の栄養分となります。

近年注目されているのが不飽和脂肪酸といわれるDHA（ドコサヘキサエン酸）で、まぐろ、ぶり、さんま、いわしなどの青魚に多い脂肪のことです。これが神経伝達を活性化する働きをします。

神経系、ホルモン系、免疫系の各機能により保たれる恒常性を側面的に助長したり、補完的に働くのが「自然治癒力」で、自ら治ろうとする力を意味します。外傷で出血した時に凝固する働き、傷を治す働きなどがそれです。

脳血流にブドウ糖が不足すれば、筋肉や肝臓から補給する作用が生じます。それも自然治癒力なのです。そのために重要なのが脳血流であり、人間は栄養の補給、運動、休養をたえず必要とします。

もう一歩進めてみます。

私の立場でいう五感健康医学とは、「生態系の中での自然界の情報を五感で受け入れて、自律神経系、ホルモン系、免疫系のトライアングル機能、すなわち恒常性機能を、鎮静的、保護的、刺激的に補完し、もって自然治癒力を高め、病気を癒す医学」です。これが私の提唱する五感健康法の真髄とお考え下さい。

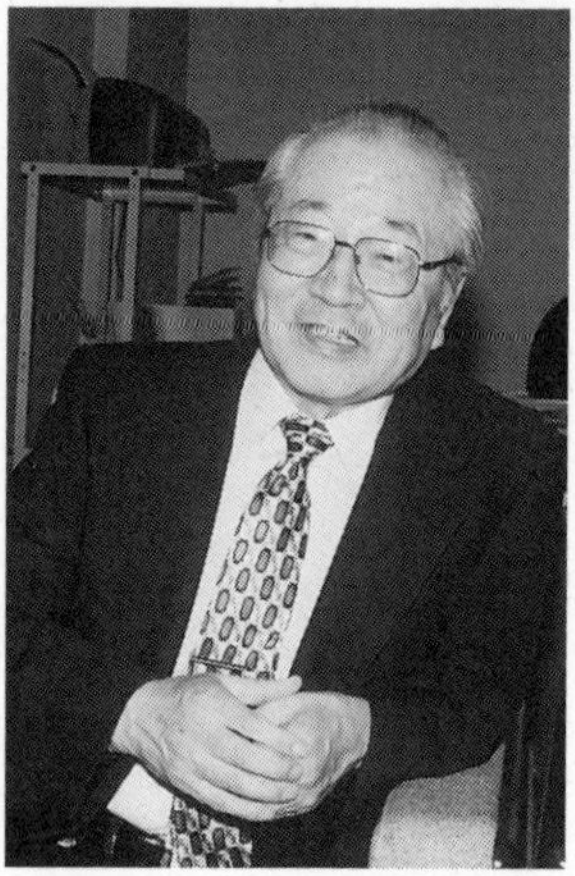

だれでも、いつでも、どこでも、簡単にできるのが五感健康法。

視覚健康法

五感のうちで、視覚からの情報が大脳で最も多く処理されています。例えば赤色や橙《だいだい》、黄色を見ているとあたたかさを感じます。反対に青白い色は寒々とした印象を受けます。冷たいという過去の記憶から連想するのでしょう。

一方、人は視覚を通してセクシーさを感じると、その刺激が性的本能をくすぐったりします。「見ていること」を通して副交感神経優位な状態から交感神経優位な状態に変わったり、逆の状態に変化したりして自律神経系のバランスをとっています。

◆色彩の健康法

好きな色を日常生活に用いる健康法がありますが、暖色系の色は明るい気分になりやすく、興奮しやすい人には寒色系の色が落ち着きを与えます。食欲は暖色系の方が増すようですし、また、お年寄りであればあるほど、色にこだわって生活されることをおすすめします。

子ども部屋の壁や床を赤色にすると、勉強が長続きしなくなり、闘争的にすらなります。子ども部屋は寒色系にした方が根気よくなり、心が落ち着くと言われます。

色は自律神経系、免疫系にも作用します。赤は「循環機能を活発にする」、青は「痛みを鎮《しず》める」、緑は「バランスを取り戻す」、黄は「新陳代謝を促進する」といった具合に、色が生体機能に伝える情報はそれぞれ異なっています。また、青い空や緑の森や山、花の色やよい景色などは心身をリラックスさせ、免疫力も高まってきます。リラックス状態は、痛みを抑える働きもしてくれます。

◆花にかかわる視覚健康法

赤、黄、青の色刺激は免疫力を高めるといわれますが、特に黄色の刺激は有効です。園芸は視覚からの健康法の一つです。生命の誕生や成長という、心を揺り動かされる体験に加え、体を使う運動的側面も見のがせません。また、花には香りも重要で、色、嗅《にお》いなど複合的快感を高めます。

花の世話を自らしたお年寄りは、幸福度、積極的関心度、社会性、自発性、活発さなどが、他人まかせの人より優れていて、痴呆予防に有効です。

当然、うつ気分やストレス対策にも効果が出ます。園芸療法（健康法）が注目される理由はここにあります。「気」を高める行為ですから視覚以上の効果を上げるのでしょう。

◆運動と視覚健康法

運動をすることは、五感から入力したものを、脳内で情報処理し、口、手、足で出力することです。何より、脳の構造を改善し、発達させるにはきわめて重要と言われています。

私たちの生活で最も単純で効果的といわれるのがウォーキングです。自分の能力に応じて、できるだけ早く歩くことにより、脳が活性化されます。ストレス予防、うつなどの回復にも有効です。

卓球を取り入れている高齢者施設もあります。卓球の小さなボールを打ち合う動作は視覚健康法に入ります。ラリーがうまくできれば快感につながります。反射神経の機能にもプラスでしょう。

◆色による脳活性法

ストレス解消、すなわち自律神経の安定には景観健康法や芸術健康法がありますが、自然の神秘さや、芸術的偉大さに感動することは創造力をかきたてます。博物館や美術館に出かけたり、本を読んだり、音楽を聴いたりする毎日の中で、感性が磨かれます。

また、人の大脳は右脳と左脳に分かれています。右脳は直感的でインスピレーションという形で判断しますが、右脳で判断できないことは脳梁《のうりょう》（左右の脳半球の皮質をつなぐ神経繊維）を通して左脳に伝わり、理論的に考え、再び右脳に送り返すのです。

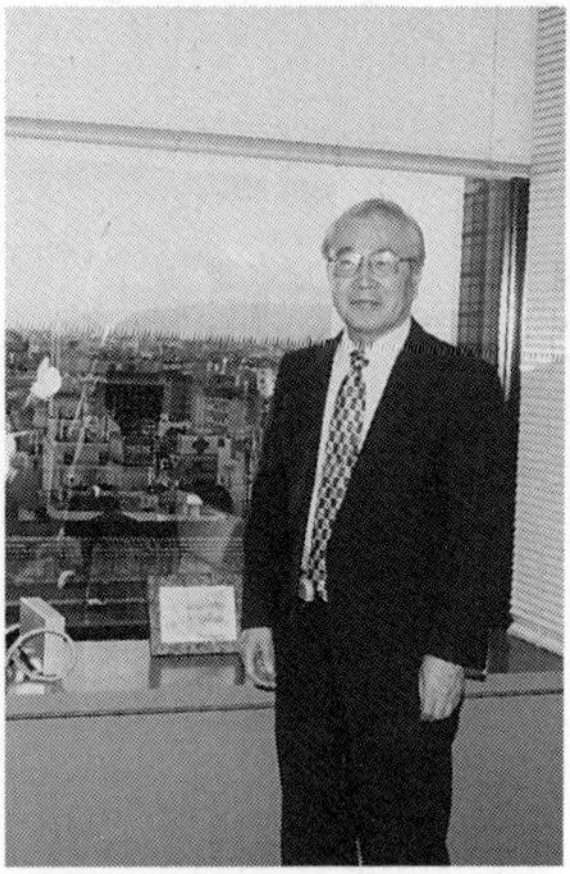

岐阜県、老人障害予防センターでは五感健康法の普及のため、推進員を養成している。

聴覚健康法

◆音楽健康法

聴覚健康法で代表的なものは「音楽健康法」でしょう。ご存知のように音楽はリズム、メロディー、ハーモニーの組み合わせでできています。また、音楽健康法は大きく三つに分けられます。一つは「聴く」、二つめは「歌う」と「奏《かな》でる」、三つ目は「作曲」健康法になります。つまり、音楽には音を聴く、歌う以外に演奏する動作などで高揚、鎮静、緊張、記憶、集中という機能が働きます。つまり、心身への刺激、記憶の回想、感情の移入が行われるわけです。

また、曲になっていなくても、ただの音だけでも脳の活性化に有効に働くとも言われています。キーボードをたたく音、金づちで釘《くぎ》をうつ音、蛇口から滴《したた》り落ちる水滴の音、川のせせらぎ、風、鳥のさえずりなどの自然環境からの音も鎮静的作用があり、有効でしょう。さらに、体の奥に染みわたるような激しい太鼓やドラムの響きも覚醒的作用になると思われます。

◆歌い、笑い、しゃべる健康法

【歌う】

カラオケブームが続いていますが、老若男女に関係なく、ストレスなどで悩む人でもカラオケで思い切り何曲か歌うと、気持ちがスッキリするとよく聞きます。

また、歌はストレス解消になりますし、痴呆予防にも十分な効果がありますが、歌うのが嫌いな人に歌うように強《し》いると、逆効果、かえってストレスになってしまうのは言うまでもありません。

詩吟や謡《うたい》も声を出しますので同様の効果があるはずですが、音楽健康法と呼ぶより、これらはやはり聴覚健康法としたほうがよいでしょう。

【笑う】

笑う門には福来たる。落語、漫才などを楽しんで大いに笑ってもらうことは、自然治癒力の向上に有効でしょう。笑いとばして膠原病《こうげんびょう》を克服したという内容の『笑いと治癒力』という出版物さえあります。笑いは、周囲の人へ、影響を与えます。ユーモラスなセンスを持つことは知恵がいり、豊富な経験も必要です。

【しゃべる】

会話をスムーズにする方法は、聞き手が相手の言葉の一部を反復する、すなわち的確な相づちを打つことが大切です。売れっ子のタレント、明石家さんまさんの人気の秘訣は、相手の言葉を反復していることと言われています。

「しゃべる」ことの効用は、友人を持ち、ユーモアを解し、社会問題にも通じることによって生まれます。話題を豊富にするため、テレビ、ラジオ、新聞、書物を楽しみながら情報入手してゆくわけですから脳を刺激します。

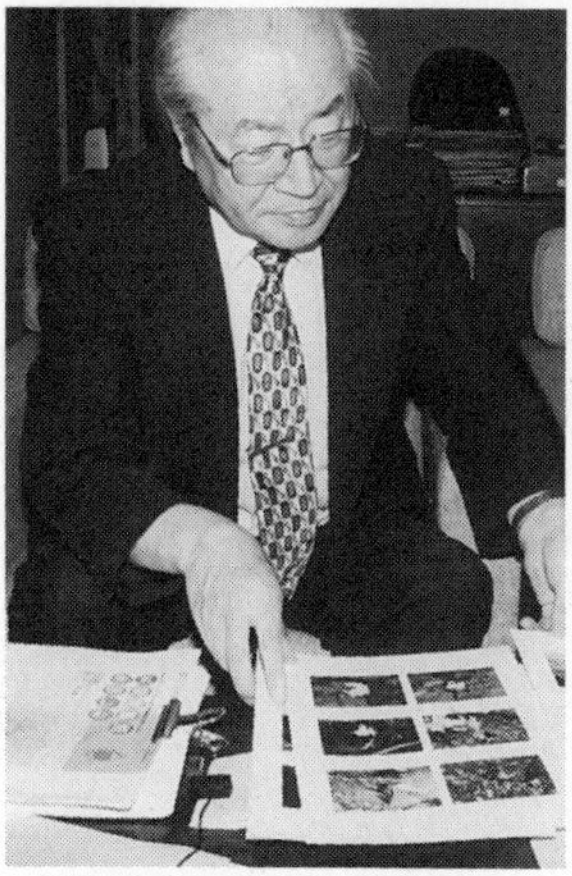

五感健康法の「推進員養成講座」について説明している岩田先生。

嗅覚健康法

香りを嗅《か》ぐと、芳香物質が嗅《きゅう》細胞を刺激し、信号となって鼻から脳に伝わり、その過程で感情や気分を決める物質の分泌を促して効果を発揮すると言われています。もう一つ、芳香物質が呼吸系を経て血中に入り、効果を引き出すという説もあります。

香道《こうどう》に代表されるように、外からの香りを楽しむ趣味は高尚な文化です。香りは日常生活でうるおい、活力、美容、健康などにメリットがあり、人間は香り分子40万種類のうち、３０００から1万種類を嗅ぎ分けることができます。しかも視覚情報より長く記憶されます。香りによる情報は、異性を引きつける働きをもつ香り物質フェロモンの例もあります。

また、鮭《しゃけ》や海亀が産卵のため、生まれた場所に戻ることができるのは嗅覚《きゅうかく》が発達しているため、水のにおいを的確に嗅《か》ぎ分けているからだそうです。犬の嗅覚も大変鋭いのはご承知の通りです。動物たちが生きてゆく上での五感のうち、最も重要な感覚が嗅覚だからでしょう。

◆アロマテラピー

アロマテラピーは、アロマという「芳香」とか「良い香り」という意味と、テラピーという「療法」という意味との合成語です。芳香療法のことです。が、ここでは芳香健康法ということにします。女性好みの健康法で、ハーブや花の香りで気分をリラックスさせることができます。

香りは自律神経のうち交感神経の活性を低下させ鎮静作用を発揮しますし、またホルモンにも働きかけます。

アーユルヴェーダ医学にもパンチャカルマという生理的浄化法があり、その際、香油を額《ひたい》とか鼻孔にたらすそうです。これもその人その人の体質である、ヴァータ（風）、カパ（水）、ピッタ（火）に合わせて香料の種類を変えて用いるとのことですが、一種のアロマテラピーでしょう。

◆その他の香り健康法

最近は全国各地にハーブ園やイングリッシュ・ガーデンなどが増えました。様々な香りが楽しめます。私にとってはラベンダー畑が印象的で、そこで思いっきり深呼吸をしてみたくなります。バラ園、ユリ園など、色々な芳香もあります。

日本伝統のお香やタタミの香りなども気持ちを良くしてくれます。香りには、鎮静、覚醒《かくせい》の両面の作用があり、免疫機能の向上が期待できます。枕元に香り袋を置いて眠りやすくして安眠を得ている方もいらっしゃるでしょう。

また、呼吸法の一つに腹式深呼吸があります。これはお腹を膨《ふく》らませて鼻で息を吸い、今度はお腹をくぼませながら、長い息で口から吐くのが普通です。気持ちのよい深呼吸です。深い呼吸は自律神経の働きをよくします。また、鼻から吸う時、芳香物質が血中にも入り、興奮を抑制しますが、鼻粘膜でできる一酸化窒素が脳内ホルモンの分泌を盛んにして、活性酸素に対する抗酸化作用も発揮するからです。

味覚健康法

味覚反応は甘味、塩味、酸味、苦味の4つです。味覚は原則的には生存のためが第一、次いで安全、防御のためにあり、旨《うま》みは除きます。しかし、食べ物が幸福感を味わうためにあるとすれば、私は「おいしい」旨味は含めてよいと思います。

原始的味覚4つのうち、甘味は一番鈍感で、塩味、酸味の順になり、苦味は最も敏感です。苦味には有害なものが多いからでしょうか、苦味が強いと吐き気が起き、有害物を吐き出します。一方、酸味は食べ物の腐敗を感じます。まずいと感じる味は、嫌悪感でストレスになります。

おいしさ、温かさ、冷たさなどの食感（気持ちいい、楽しい）は、疲労感を抑え、やる気、集中力を高めます。また血圧を安定させ、うつ病や痴呆《ちほう》の防止にも役立ちます。ちなみに、うつ病の早期発見には「十分睡眠が取れていますか」「仕事の能率は落ちてませんか」「感情が不安定になってませんか」などのほか「食欲は落ちていませんか」と聞くだけで有効だそうです。

触覚健康法

皮膚感覚には触覚、痛覚、圧覚、温覚、冷覚、振動覚などがあります。このうち振動覚は深部感覚ですが、他は皮膚表層全体にそれぞれの感覚受容器（体が外界からの刺激を受容する器官や細胞）が点在して触覚を司っています。成人の皮膚面積は1・8平方メートルで情報の入り口が他の感覚よりはるかに広く存在します。感覚野の断面図では特に手指の面積は広く、手指の感覚が敏感であることを意味し、顔の中では唇が広くなっています。

かゆみ、くすぐったさ、しめっぽさ、べとべと感などは触覚、痛覚、圧覚、温・冷覚の複合感覚で、これらを総称して触覚と定義し、触覚健康法ということにします。皮膚健康法でもよいのかもしれません。

◆感触による効用

触覚健康法にはアニマルテラピーがあります。動物の毛並みをさわる快感からの健康法です。かわいいとか、気持ちよいとかの快感を、動物を介して感じれば、恒常性維持に働き、神経系への作用もあり、免疫機能を高めていきます。

アーユルヴェーダ医学の治療法の特徴の一つに「オイル・マッサージ」を頻繁《ひんぱん》に行うことがあげられています。これも触覚健康法に入ると思います。ターミナル・ケアの中に、死を直前にした人への心の安らぎとして、手を握るという行為がありますが、手の温《ぬく》もりから受ける安楽、至福の一つといえるでしょう。

◆舌ざわり、歯ざわり、のどごし

これらは、口内の味蕾《みらい》、歯根膜（触覚）、ほおの内側（触覚）、のどの奥（触覚）などの味わいを感じる感覚受容器から生まれます。受容器が刺激を受けると脳が活性化し、脳が気持ちいい、楽しいと感じます。歯と歯ぐきの間の歯根膜に受容器があり、ここで歯ごたえ（かたさ）感として脳に刺激を伝えます。

食感はこのようにして得られるのです。（咀嚼《そしゃく》は、味覚健康法との関連で触れるべきであったかもしれません。）

五感の複雑系、第六感

仏教界では感覚を、眼耳鼻舌身意《げんにびぜつしんい》といい、五感以外に「意」を含めています。意を第六感としていますので、この感覚を「意覚《いかく》」ということができるのかもしれません。第六感とは何でしょうか。

◆意覚は複雑系のことか

複雑系の理論はアメリカのサンタフェ研究所を中心に研究されているようですが、確たる定義はまだないようです。いくつかの素量子《エージエント》が相互作用の中で、同時処理しながら知的な決定をし、局所的な情報が、ある段階で一気に全体の構造を変えるという特徴があげられています。

　脳の神経単位、ニューロン同士は、大きな視点からみれば法則性があります。そしてある時突然、理解やひらめきといった、第六感が生まれます。これも複雑系で「全体は部分の総和ではなく、総和以上のものである」というものです。

　私の場合は、五感のように、大まかな5つの素量子《エージェント》の相互作用ネットワークから、5つの総和以上の健康的影響をもたらす健康法を期待しています。それが「意覚健康法」になると思いますが、「五感から得た心の健康法」とでもいうべきものかもしれません。

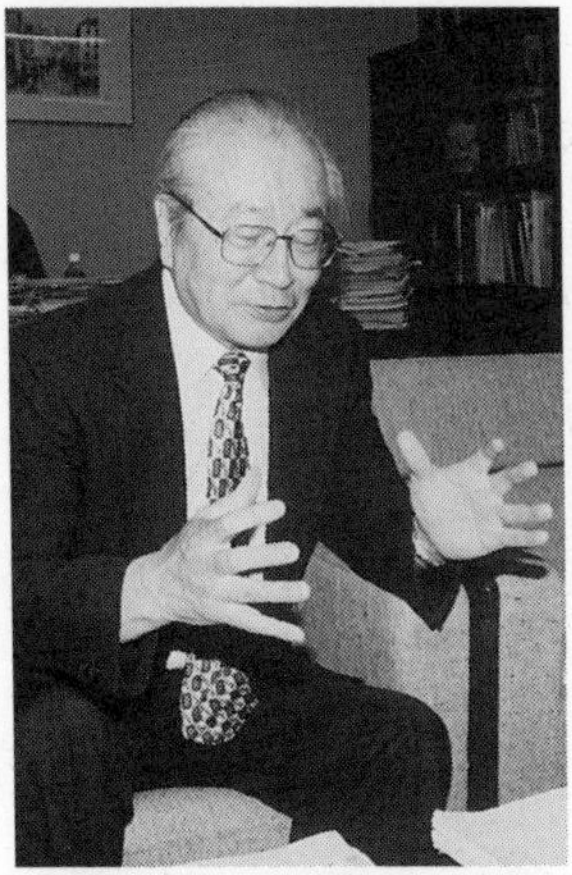

現職就任直前に、脳血栓になり生死の境をさまよった岩田先生。五感健康法の大切さを身にしみて感じている。

◆その他五感健康法とみなしうるもの

　温泉療法、茶席、食べものの味わい（調理は総合的な五感健康法）、お伊勢参りの効用（森林浴を含む）、夢、華やかさ、ゲーム類などさまざまです。

代替医学と五感健康法

　いまや、がんやエイズなど難病に対しては、西洋医学的アプローチからの発想の転換をし、副作用などの破壊的要素をともなう薬剤よりも、代替療法、すなわち免疫力の増強へと進んできています。ホリスティック・ヘルス運動が注目されているわけです。

　最近では感覚を別々にしないで、一括して五感健康法と言うことにしていますが、私の提唱する「五感健康法」は、五感に関する健康法を雑多に並べて、実践しても意味が薄く、五感をバランスよくするために、あるいは一体性を持たせる、従って視覚、聴覚、嗅覚、味覚、触覚（皮膚感覚）から、一つずつ選んで実践していただくことを私はおすすめしたいと思います。

（取材／高橋利直　構成／柴田敬三）

心の治癒力がON《オン》になる時

黒丸尊治（彦根市立病院緩和ケア科部長）

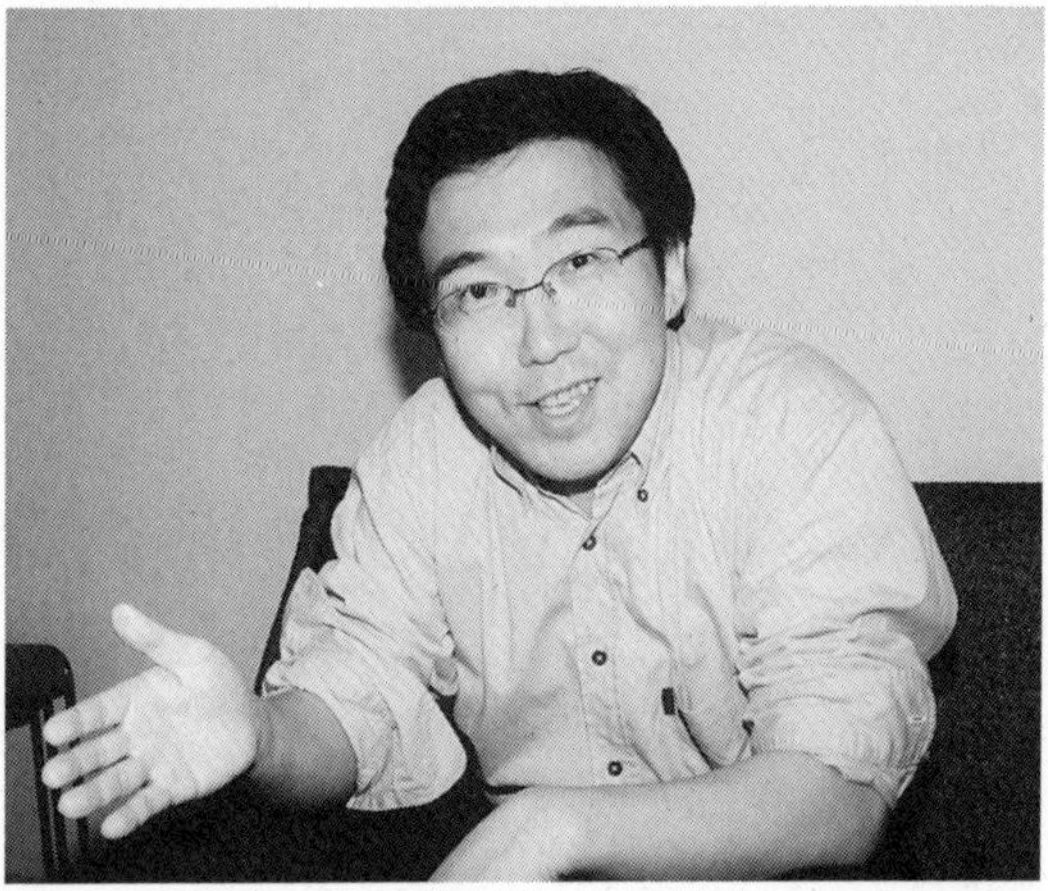

くろまるたかはる
信州大学医学部卒。徳洲会野崎病院、関西医科大学付属病院、九州大学医学部付属病院、洛和会音羽病院などの勤務を経て彦根市立病院緩和ケア科部長。日本心身医学会指導医。日本心療内科学会評議員。日本サイコオンコロジー学会常任世話人。日本ホリスティック医学協会理事、同関西支部長。日本ホメオパシー医学会理事、同認定医。著書に『心の治癒力をうまく引き出す』（築地書館）。

人は皆、それぞれの人生の中で、さまざまな経験や価値観を持って生きている。そして、自分の価値観と一致する出来事や行動、言葉には不愉快は感じないが、不一致が生じるとイライラ、モヤモヤ、不安、緊張、怒りなどの不快な感情が出る。「人間関係のストレスに悩む」、「人づきあいが困難」と感じるのはこの理由からだ。これらのトラブル解消法を黒丸先生にお聞きした。

心と体の視点を持つ心療内科に私が関わったきっかけ

私は、大学時代から、心を置き去りにして薬に頼ったり、心臓や肝臓といった臓器ばかりを診る西洋医学への疑問を持っていました。また、がんの自然退縮（末期がんが治療しないで、自然に小さくなる現象）に関心があり、心の治癒力が大きな影響を与えているのではないかと考えていました。そんななかで、ホリスティック医学に出会い、心と体の視点を持って治療にあたる心療内科に惹《ひ》かれるようになったのです。

とはいえ、西洋医学の重要性は認識していましたので、卒業後3年間は、徳洲会野崎病院で研修医として、内科をはじめ外科や救急医療などの実践を経験させてもらいました。

その後、関西医科大学病院の心療内科に入局し、意気揚々と1年間で十数人の心身症の患者を診たのですが、私が受け持った患者は1人も治らなかったのです。自分なりにいろいろ工夫しながら、かなり一生懸命に取り組んだつもりでしたが、さまざまな心理的要因が複雑に関わっている心療内科の治療の難しさを感じました。

治そうとしなかったら治ってしまった

心療内科の2年目は、九州大学に行き、1年目の反省から治してやろうなどと気張らずに、じっくり患者の話に耳を傾けることにしました。どうしていいのかわからず、そうするよりほかなかった、というのが本当のところです。そうしたら、何も治療らしい治療はしなかったにもかかわらず患者はよくなりました。

ここに心療内科の、とても重要なポイントがあると感じました。治療者が正しいと思うことを患者に押しつけるのではなく、患者に寄り添って、同じ歩調で歩いていくと、患者の持っている治癒力が動き始め、その結果、自ずとよくなってしまうのです。もともと患者の治癒力に関心があった私は、それをうまく引き出し活性化させるためのコツをかいま見た気がしました。

3年目に、京都の洛和会音羽病院に移り、それ以来、十数年をここで過ごしたのですが、自分なりにいろいろな経験を積んで、患者の心の治癒力を最大限引き出すような関わり方を、ずっと模索してきました。2002年からは、心療内科をはなれ、彦根市立病院緩和ケア科（おもに終末期のがん患者の心身のケアをするところ）で、日々がん患者を診ています。ゆくゆくは、がんのトータルサポート科を作りたいという思いがあります。終末期に限らず、再発への不安に対し代替医療や生活習慣をトータルにアドバイスできるシステムを作ることをライフワークにしたいのです。

心療内科と緩和ケア科とでは、まったく異なるところのように思われるかもしれませんが、心と体の両方を大切にしながら患者を診ていくという意味では違いはありません。前者は治る患者で、後者は治ることは難しいという違いはありますが、心を癒す状態を作り出すことでよい死を迎えられるようになります。心療内科時代に培《つちか》った経験があったからこそ、多くの不安を抱えたがん患者に対しても、さまざまな工夫をしながら接することができるといっても過言ではありません。

心の治癒力と体の治癒力の関係

自然治癒力というと、通常は、免疫力をはじめとした体の治癒力のことをいいます。自然治癒力には、心の働きが大きく関与していますが、心そのものにも体にも劣らないほどの治癒力が存在しているのです。体のけがが治るように、心にも悲しみや苦しみや落ち込みを自然に治す力が備わっています。自分の心が楽になる状況を自分で作り出すことができる——私はそれを心の治癒力といっています。

また、心と体には、悶々《もんもん》と悩んでいる時は免疫力が落ちて、幸せで前向きな気持ちになっている時には上がる、といった関連性もあります。ですから、心を本来の心地よい状態にもっていくことで、体の治癒力も最大限引き出すことができる。心療内科というのはその心と体の関係に焦点を当てた治療だと思います。

医師への信頼感や安心感が症状改善に関与

以前、心療内科の外来の患者について、どのような要因が症状の改善に関与しているのか、アンケートをとったことがありました。（2000年11～12月実施）9項目のなかから、最も自分にあてはまるものを3つだけ選んでもらうというものです。

その中で最も多かったのは、「主治医に対する信頼感や安心感」（25％）で、次が「主治医の具体的な話や説明」（20％）、3番目が「主治医のちょっとした言葉」（14％）でした。以下、「よくなるかもしれないという希望」（11％）、「処方された薬」（10％）と続きました。

私も、患者の考えや価値観に同意する態度を実際に示すことが、もっとも重要な要素だと考えています。そうすることにより「この先生は私のことをわかってくれた」と感じてくれることが多く、この感覚が患者にとっては信頼感や安心感につながるのではないでしょうか。症状の改善には、信頼感や安心感にかかわる要因が実に7割もあったという結果をみて、心の治癒力を引き出すための工夫と、信頼関係を築くための工夫を同じくらい大事にするようになりました。

この2つは、「つながり」と「きっかけ」と言い換えることもできます。患者に信頼感や安心感をもたらすためには「つながり」が必要です。患者と医師、家族や友人、ペットや自然など、ありとあらゆる「つながり」が、患者に信頼感や安心感をもたらすことになります。そして、そのつながりのなかで「あっ、そうか」とか「まぁ、いいか」といった心のつぶやきとなるような「きっかけ」に出合った瞬間、心の治癒力にスイッチが入るのです。

信頼関係が心の治癒力を引き出した例

患者との信頼関係を築くことが、患者の持つ心の治癒力を引き出し、症状の軽減をもたらすのにいかに重要かを思い知らされた経験があります。

その患者は70歳のおばあさんでした。30年来の全身の疼痛《とうつう》（ズキズキする痛み）で悩んでいた人です。息子さんに連れられ、車椅子で診察室にやってきました。全身痩《や》せ衰え、今にも崩れ落ちそうな体つきで、いつも苦痛で顔を歪《ゆが》めながら弱々しい声でボソボソッと喋《しゃべ》りました。1日中、頭、クビ、腕、背中、腰、足が痛み、どんな鎮痛剤を飲んでもまったく効かない。彼女の望みは、とにかく1分でいいからこの痛みを取ってほしいという、ただそれだけでした。

患者のご主人は地域の有力者で、これまでに全国のありとあらゆる有名病院をＶＩＰ待遇で訪れ、診察を受けていました。しかし、いくら調べても痛みの原因はわかりませんでした。当時、心療内科医としてまだ3年ほどの経験しかなかった私にできるのは、ただ患

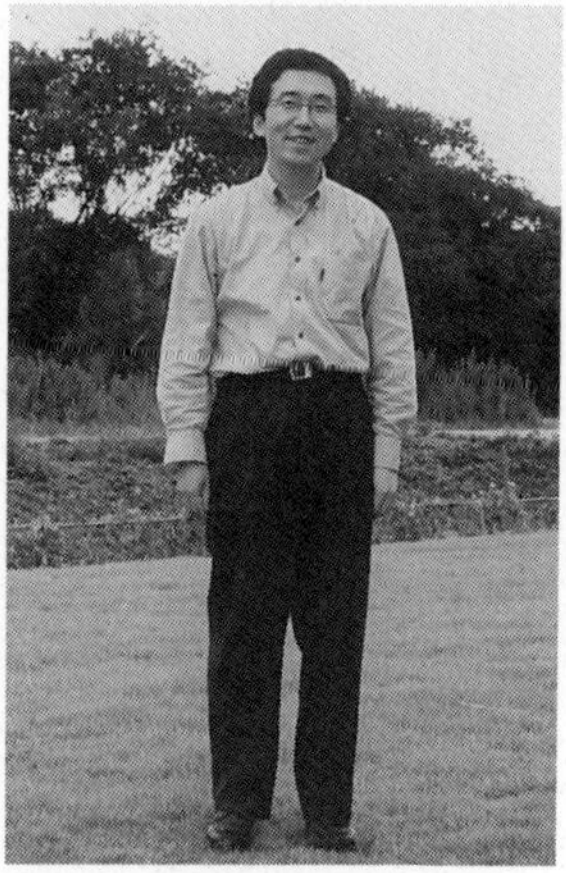
患者さんの治癒力をうまく引き出すのが私の役目です。

者の話を聞くことくらいでした。40分ほど話を聞いたけれど、一体何をどうしたらよいのかさっぱりわからず、申し訳程度に弱めの抗うつ剤を1種類だけ出して、お茶を濁《にご》しておきました。

「こんなに私の話を聞いてもらったのは初めてです」

別れ際、彼女はにこやかな顔つきでこう言いました。

「30年間、名医といわれるいろいろな先生に診てもらったけれど、どの先生も、ろくに私の話など聞いてくれずにただ検査をするだけで、結局この痛みや苦しみなんか、全然わかってくれませんでした。なかには、本当に痛いのかという先生もいました。でも、ここにきてよかったです。こんなに私の話を聞いてもらったのは初めてですし、私がどんなに辛いのかもわかってもらえて、本当にうれしかったです」。

それから、彼女は本当に痛みが軽くなり、多少の波はあるものの、以前のように1日中痛いということはなくなりました。この先生は私のことをよくわかってくれたと感じてくれたことで信頼関係ができ、その結果、彼女の心の治癒力がうまく引き出され、症状が軽くなったのではないかと考えています。患者が真実だと思ったことが患者にとっての真実なのです。その後、臨床経験を積むにつれ、信頼関係がなければ、どんなに優れた治療も効果は半減されることがわかりました。

不適切な思い込みを取り払う

今まで私は、患者の持っている心の治癒力を引き出す工夫をいろいろしてきましたが、その一つが、こだわりやとらわれ、常識といった枠を外すという作業です。これは信頼関係をつける意味でも、また、次のステップを踏み出しやすくするという意味でも、とても有効な方法です。

たとえば、明るくなければならないと思い込み、どうしても明るくなれないことに情けなさを感じて自分を責めている人には、「明るくなんかする必要はない。物静かで、あれこれしゃべらない、そんな雰囲気があなたらしさだと私は思うんです。あなたらしさが最大限発揮できる状況がベストであって、必ずしもあなたが明るくしなければならないということではないんです」と言います。

しかし、場合によってはあえて枠を作ってあげるほうが、患者の心の治癒力を引き出すのに都合がよい場合もあります。

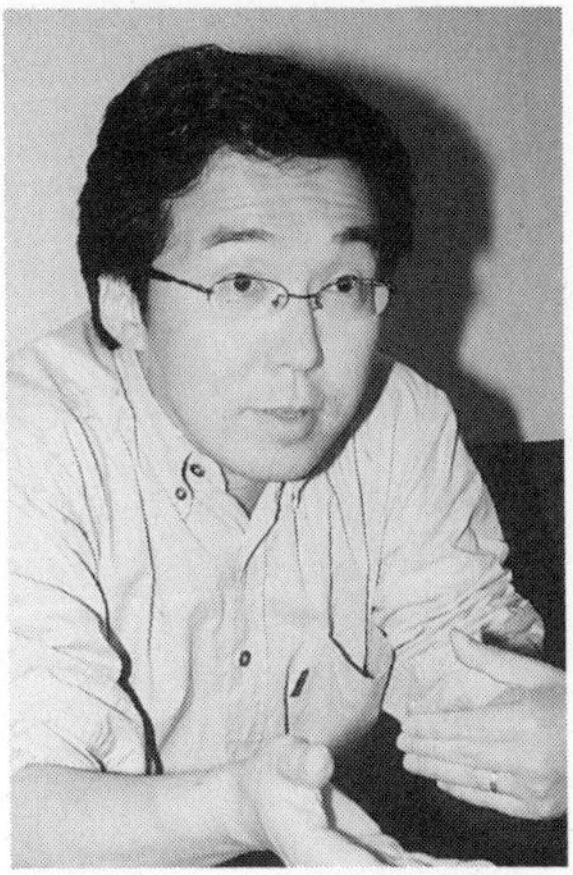
一生懸命に治そうと努力していた頃は一人も治らなかったという黒丸先生。

治癒力のスイッチがON《オン》に入る時

人間関係に悩んで、心身の状態を崩している人がいるとします。私は、「それだけつらい状況でも、今まで耐えてなんとかやってこられたのはなぜか」と聞くでしょう。悩みにどうやって対処しているのか、すでにできていることは何か、ということです。

「最悪の状態が0点で解決した状態が10点だとすると今現在は何点ですか?」と聞いたら「3点」と答えたとします。今度は、「0点ではなく3点までくることができた。どうやって3点までこられたのですか」という質問をするんです。これらの質問はみな、自分はこうやって頑張っているという工夫を言わなければならなくなるのです。

最後に、あなたはこれこれの工夫をしているし、こういうストレスの発散もしている。随分工夫しているし、3点の状態まで自分を変えることができ、それはあなた自身が力を持っている証拠、もう少し改善すれば充分やっていける素質がある、ということを言います。このやりとりによって、患者は「あっ、そうか」という表情になります。「あっ、そうか、こんなことでもいいんだ」という気づきが生まれる、それが心の治癒力のスイッチが入った瞬間です。

常識を捨て患者の視点で話を聞く

さらに治療をするなかで、私は、患者の持っている常識が、自分の持っている常識と大きく異なる場合、患者の視点に立って話を聞くことがきわめて困難だということに気づきました。本来なら、患者の視点に立って話を聞き、それに基づいて今後どうするかを考えていくのが治療の基本です。

独特の思い込みのある患者に対し、治療者の常識で何とかしようと思う限り、いつまでもイタチごっこになります。最後は、どちらかがプチンと切れ、関係が崩壊するというお決まりのパターンをたどるわけですが、これでは治療になりません。

「痔瘻《じろう》が出たらあなたの勝ち」

30代後半の女性がいました。彼女の問題は痔瘻《じろう》（ウミがたまり肛門近辺に穴があく病気。俗にいう穴痔）で、しかもお尻の中に延びていくタイプのものでしたが、腕のいい外科医に手術をしてもらい、その痔瘻は取り除かれていました。しかし、しばらくすると、お尻に同じ様な違和感を感じ、しかも、痔瘻のトンネルが腹や胸を通っていつか目や口から出てくる気がする、と言いだしたのです。

主治医は解剖学書まで持ち出して、何度も説明をしたけれど、彼女があまりにしつこくそのことにこだわるので、ついに切れて、私のところを紹介したというわけです。

このような患者がくると、つい何とか納得させようとしてしまいがちですが、彼女にとっての「常識」は、痔瘻のトンネルが延びているということなのです。まずは自分の価値観や常識を脇に置き、その患者の考えが正しいという前提の下で、話を進めていく必要があります。

「痔瘻が出たらあなたの勝ち」

　私は彼女にこう言いました。

「私は、あなたが以前と同じ感覚があるというなら、たとえ検査で見つからなかったとしても再発した可能性は十分にあると思います。ただ、今の段階ではそれを見つけることができていないので、治療が困難であるということもまた事実です。あなたはそのトンネルが、口や目から出てきたらとても心配だとおっしゃいましたが、治療のことを考えると、実はそのほうがいいんです。そこを出発点に治療ができますから、すぐに耳鼻科や眼科の先生のところに行ってください。また、トンネルが顔を出すようなことがあったら前の主治医の先生のところにも行ってそれを見せてください。その時は、あなたの勝ちです」

　彼女は、私の話をうれしそうに聞いていました。1か月後にやってきた彼女は、「あれから不思議なんですが、痔瘻のことがあまり気にならなくなったんです。それまでは、そのことが気になって仕方がなかったのですが、先生に話を聞いてもらってからは、とても楽になりました。でもまだ痔瘻があるとは思っていますが、今はもう少しそのままにしておいてもいいかなって思ってます」と話してくれました。

　そのうち痔瘻の話はあまり話題にあがらなくなり、4回目で治療は終了しました。患者の話を聞く際に、何が正しく、何が間違っているのかを判断しながら聞くのではなく、この人はそんなふうに思っているんだなという視点で話を聞くことが大切です。

逆説的アプローチを応用する

　私は、患者の感情と思考と行動の3つで状況を判断します。感情は、不安など理屈抜きで沸《わ》き上がるもの。思考はこうしないといけない、ああしてはいけないと頭で考えるもの。行動には、慢性の疼痛《とうつう》のように痛みがでると病院へ行くというような悪循環を作るものもあれば、逆に、しんどくなったらすぐに誰かに電話す

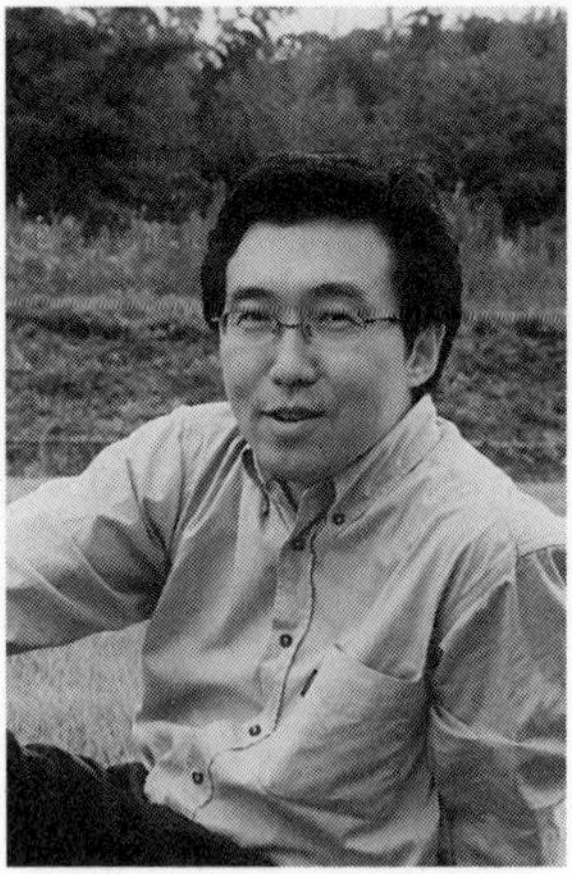

治療者として、正しいと思うことを患者さんに押しつけるのではなく、同じ歩調で寄り添って歩いてゆくように心がけている。

ることによってストレスから離れるものもあります。どんな行動パターンがその患者に合っているか、行動に至る感情や思考の動きと組み合わせながら考えるのです。

たとえば、自律神経失調症で、人混みに入るとめまいやしんどさを感じて苦しくなるから外へ出られない、という人がいます。これには、思考による思いこみがあって、実際そうなるのですが、私は、「自律神経を鍛《きた》える必要があるんです」という話をします。

「あなたの不調は、自律神経の失調で起きる症状です。治療するためには、自律神経を鍛えなければなりません。どうしたら鍛えられるか教えましょうか。自律神経がしんどくなるような状況にあえておくために、少しだけ人混みのなかに入ってみるのです。どっぷり入ってしまうと疲れてしまうから、少しだけ入ることで自律神経が鍛えられます」

自律神経を鍛えるという理屈をつくることで、本人が動いてみようという気になってくれさえすればいいのです。「じゃあやってみようかな」と思った瞬間、めまいが起きたらどうしようという不安がだいぶやわらいでいます。

人づきあいが難しいと感じるのは

心療内科医をして、一番よかったと思うことは、患者の目線で話ができるようになったことかもしれません。治療に役立つことは言うまでもありませんが、私が自分自身の人生を歩んでいく上でも大きな財産となりました。そこで、これまでの経験のなかから日常のストレスを解消するために役立ててもらえそうなポイントをお話ししましょう。

みなさんのなかにも人間関係のストレスに悩む人は

郵 便 は が き

料金受取人払郵便

101-8791

神田支店承認

4929

513

差出有効期間
2010年3月
10日まで

（受取人）
東京都千代田区神田錦町
3-21三錦ビル（株）ほんの木
「自然治癒力を高める連続講座」書籍係

切手不要

フリガナ			
お名前			
ご住所	〒 都道府県 市区郡		
Tel	（ ）	ご職業	
Fax	（ ）	お年	歳
メールでの情報をさしあげてもOKの方 Eメール：			

ご購読の書籍名：

書籍ご注文書　1冊ずつのご注文は裏面にて承ります

便利でお得な定期購読、セット通販もご利用下さい。（税込・送料無料）

- □ 「ナチュラル・オルタ」ヘルスブック第1期（①～⑥）　8400円 ［ ］セット
- □ 「ナチュラル・オルタ」ヘルスブック第2期（①～⑥）　8400円 ［ ］セット
- □ 「自然治癒力を高める」シリーズ第1期（1号～4号）　6300円 ［ ］セット
- □ 「自然治癒力を高める」シリーズ第2期（5号～8号）　6300円 ［ ］セット
- □ 「自然治癒力を高める」シリーズ第3期（9号～12号）　6300円 ［ ］セット

恐れ入りますが裏面のアンケートにご協力下さい。

❶本書の内容についてお聞かせください。

文字量は　□少ない □やや少ない □ちょうど良い □やや多い □多い
内容は　□やさしい □少しやさしい □ちょうど良い □やや難 □難しい
全体的に　□満足 □やや満足 □ちょうど良い □やや不満 □不満

❷お買いあげの場所は？

[　　　　　　　　　　　　　　　　　　　　]

❸ご購読の新聞、雑誌名をお教え下さい。

[　　　　　　　] [　　　　　　　] [　　　　　　　]

❹皆様が主催、参加されているグループ、健康サークル、お仕事等で
書籍を、紹介・販売していただける方は○をお付け下さい。

・紹介・販売できる［　　　］　・条件を知りたい［　　　］

❺本書及び小社の書籍案内チラシ配布のご協力をいただけますか？

・協力できる方　チラシ配布［　　　　］枚ぐらい

❻本書のご感想・ご意見、読んでみたいテーマ・著者等をお聞かせ下さい。

❼ご家族の健康に関する悩み、治った体験、医療への疑問等をお聞かせ下さい。

アンケートへのご協力ありがとうございました。

【ほんの木・書籍注文書】●小社の書籍は、すべて通信販売でお求めできます。
●送料は定価1260円（税込）以上で無料です。●このハガキでご注文下さい。
●安くて、便利で、お得です！合計5000円以上は宅配便の代引きでお届け致します。

書名	冊	定価　円
書名	冊	定価　円
書名	冊	定価　円
書名	冊	定価　円

●書ききれない場合は、お手数ですがTEL又は、FAXでお願い致します。
TEL03-3291-3011　FAX 03-3291-3030

ご注文ありがとうございました。

多いでしょう。「人づきあいが難しい」と感じるのは、人はみな独自の経験や価値観、こだわりを持っているからです。自分の持っている価値観と一致する出来事や行動、言葉に対しては不快感は感じないのですが、不一致が生じることについては、イライラやモヤモヤ、不安、緊張、怒りなどの不快な感情が出てきます。人づきあいのさまざまなトラブルの多くは、この価値観の不一致が原因となります。

また、「自分はダメな人間だ」など、自分が持っている不適切な価値観によって常に問題を抱えてしまう人も少なくありません。ストレスは、おしゃべりをしたり、酒を飲んだり、カラオケをしたり、上司の悪口を言ったりして発散すればいいのですが、問題なのは何とかしなければならない、でもできないという状況に陥《おちい》って、思考の悪循環に入ってしまうものです。

人間関係トラブルの解決ポイント

私は、人づきあいのストレスを大きくしないために、トラブルがあった時には、人間関係にあまり深入りしないという方法をとります。何とか関係を修復しようとすると、かえってこじれてしまう。ただし、自分が責任ある立場にあってどうしてもその相手とつきあわなければならない時は、きちんと話し合います。冷静な立場を維持できるなら2人で話をするし、感情的になるなら友達やカウンセラーといった第三者を入れて解決策を探ったほうがよいでしょう。

自分のなかの不適切な価値観を見直し、少し修正することで、行動も変わってくる例が、「頼まれると嫌だと言えない」という悩みです。

断ったら嫌な人間だと思われたり、見捨てられたり、相手に不愉快な思いをさせるに違いないという不適切な価値観を持っているのですが、それは事実ではありません。まずは、「断ったからといって不快な思いをさせるとは限らない、見捨てられるとは限らない」という正しい価値観を声に出して自分に言い聞かせてみてください。間違った思い込みが薄れ、次第に断ることができるようになるでしょう。

また、「人づきあいは大切にしなければならない」

などという思い込みがあると、つい苦手な人に巻き込まれてしまいます。「人づきあいは大切にするにこしたことはないが、必ずしもそうしなければならないというわけではない」と思うのが正解です。

価値観の修正と維持の使い分けが大切

ちょっとしたきっかけをうまく利用することで、価値観の不一致をうまく修正できることもあります。「好意でしたことが勘違いされてしまった。どうしたら親しい関係に戻れるか」という価値観の不一致による代表的な悩みがあります。もし、相手と親しい関係に戻りたいなら「この間はごめん」というきっかけを作りましょう。難しそうなら、無理に修復しようとせずに、環境の変化などで、自然に関係が修復に向かうまで待つことです。

なお、どんな価値観でも、それを変える必要が出てくるまでは、変える必要はありません。たとえば、人から「いつも一言多いと言われるが、自分ではそうは思わない」という場合、自分が正しいと思っている限り、誰が何と言おうと、自分が正しいのです。

もし、周囲から責められ、行動を変えなければならない状況に追い込まれたり、自分でも一言多いと思うようになって初めて、自分の価値観や行動を修正する必要がでてきます。それまでは変えることはできませんし、そんな必要はありません。

人づきあいのなかで、何か問題が生じたときは、まず、自分の持っている価値観に目を向けてみましょう。「何々すべき」という不適切な価値観が問題の原因なら、それを「必ずしも何々とは限らない」と言い換えてみましょう。誰が何と言おうと自分は間違っていないと思うなら、相手が変わるきっかけを作るか、相手と距離をおく工夫が必要です。

ストレスの少ない人づきあいのためには、「必ずしも何々とは限らない」と自分の価値観を修正することと、「私は私」という価値観を持ち続けることを、状況に応じて使い分ける柔軟性が大切なのです。

（取材／高橋利直　文／清水直子）

特集 4

心と体を元気にする代替療法

p. 66

昇幹夫 Mikio Nobori

（医師・日本笑い学会副会長）

笑いは心の病の特効薬

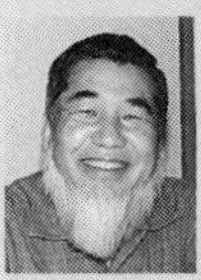

九州大学医学部卒業。産婦人科・麻酔科医師。長年の病院勤務後、岡山市の診療所で産婦人科医として勤務。現在日本笑い学会副会長、元気でいきいき研究所所長。日本笑い学会副会長として全国での講演活動に多忙。

p. 76

グロッセ世津子 Setsuko Grosse

（園芸療法実践家）

人を幸せにする園芸療法

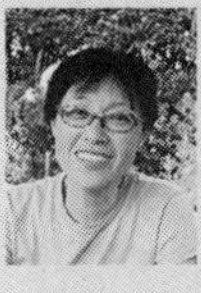

園芸療法研究家。立教大学仏文学科卒業後フランスのブザンソン大学に留学。ベルギーに13年暮らし1986年に帰国。夫グロッセ・リュック氏とともに園芸療法の普及を目指す。みどりのゆび代表取締役、東京農業大学客員教授。

p. 86

佐々木薫 Kaoru Sasaki

（ドラムサークルファシリテーター）

心と体を覚醒するドラムセッション

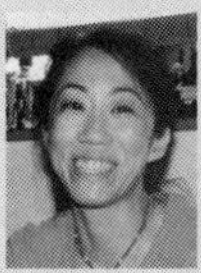

オーストラリア、モナシュ大学で社会言語学を学ぶ。「ドラムサークルの父」、アメリカのアーサー・ハル氏に師事し、日本人で初めての『アドバンス研修修了者』となる。日本音楽療法学会会員。

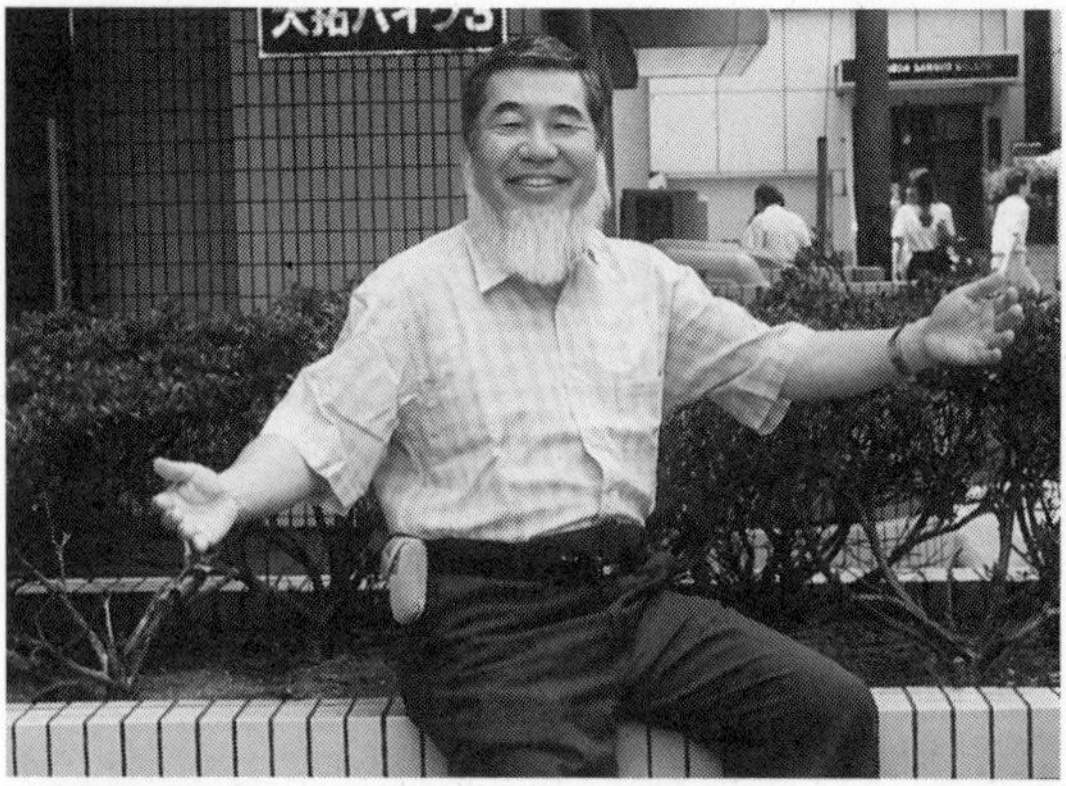

のぼりみきお
鹿児島県生まれ。九州大学医学部卒業。産婦人科、麻酔科医師。大阪府の病院勤務の後、過酷な常勤の勤務医に疑問を持ち、現在はパートのエース医として大阪市内の病院で産婦人科診療をしながら笑いと健康、食べ物を変えると人生が変わる、癌になってよかったという非まじめな発想法について全国を講演中。日本笑い学会副会長、元気で長生き研究所所長。著書に『笑顔がクスリ』『笑いは心と脳の処方せん』『過労死が頭をよぎったら読む本』など多数。

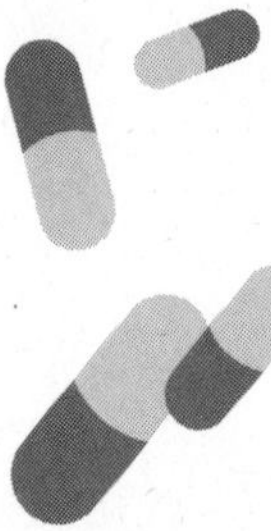

笑いは心の病の特効薬

昇幹夫（医師・日本笑い学会副会長）

いつもニコニコ、ワッハハと
笑う人は、NK活性（がん細胞を
攻撃する細胞の元気度）が高く、
免疫力も高まり病気に罹《かか》りにくい。
長生きの要件の50%は、
自分自身の手の中にあるという。
人の体と気持ちの持ち方には
密接な関係があり、落ち込むより
はまず行動を、笑顔は最高の
心の病の特効薬と説く昇先生に、
愉《たの》しく健康・長寿になる
「笑いの効能」をうかがった。

笑いがこんなに奥深いと初めて知った

私が1982年に鹿児島から大阪に来て、ちょうど3年目か4年目の頃、往年の喜劇王エノケン（榎本健一）の最後の弟子だった近藤友二さんが主宰している笑顔教室を知り、「へぇ、大阪はこんなことまでビジネスになるわけ?!」と驚きました。その時ハタと、これは看護婦さんの接遇《せつぐう》教育によいのではないかと思いました。「やれ無表情だ、つっけんどんだ」とか言われていますから、こういうところで人と接すれば改善されるのではないかと思い、看護士さんを送り込みました。それから半年ぐらいしたころに近藤さんから電話がかかってきました。

彼がいうには、「笑うって、医学的にはどんなふうに体にいいんですか。3か月後に、これで話をしてくれませんか」。「エッ!」と、私は絶句しました。今まで、考えたことがなかった……。私は産婦人科に進む前は麻酔科でしたから、呼吸や心臓のことについてはある程度勉強していました。でも、健康増進の医学ということは考えたことがなかったのです。

笑うと連続して息をはき出します。これは腹式呼吸の変形ですよね。腹式呼吸だったら呼吸生理学からいって、健康法として常識。「これは健康法にはなるな」と。そういう点が一つ。

そしてもう一つ、ユーモア・スピーチという言葉が出てきました。このユーモア・スピーチは、１９８７年にフランスのモンブラン登頂に癌患者さん7人と挑戦し、3人が登頂に成功して世界中を驚かせた「生きがい療法」の伊丹仁朗先生（現在、倉敷市のすばるクリニック院長）が、岡山県で癌患者さんの治療に取り入れている方法で、日常生活のなかで2分間、ユーモアにあふれた話をしなさいという宿題を出して、患者さんの気持ちを明るく、積極的にすることで癌の改善に役立てようという心理療法の一つです。

それから、「笑学の会」というグループが大阪にあることを知りました。（これが「笑い学会」の前身です）中田ダイマル・ラケットなどの演芸を中心に、笑いが大好きな人たちが異業種交流会をやっていました。そういうところに首を突っ込んでみましたら、この世界は本当に奥が深いことが分かりました。

1人の医者が1万人手術してもすべての人を治せない

80歳のお産婆さんが、生涯に８０００人の子どもを取り上げたとかいいますが、産婦人科医の私ががんばったところでせいぜい４０００人です。1人の医者ががんばって1万人手術をしても、すべての人を治すことはできません。逆に病院に行って、かえって悪くなるという人のほうが多いくらいです。ですから、医者が一人ひとりを治療するよりも、一人ひとりが笑顔美人になると、まわりの人も元気になる、そのほうがはるかに効果が大きいのではないかと考えました。

同窓生200人中8人死亡、そのうち4人が医者。次は自分かもしれない

私は当時、病院勤めで11年間病院の中にずっといました。月に１００人、年間１２００人のお産があり、それを４人で担当していましたが、それでも相当な数です。50歳になるちょっと前に高校卒業30周年の同窓会があり、出席してみると２００人卒業してすでに８人死んでいて、そのうち４人が医者でした。私は、今の生活だと「５人目は絶対自分だ、50代ではこんな生活は無理だ」と実感しました。そして、49歳でこの病院をやめ、50歳から岡山の笑い学会会員、三宅医院の三宅馨《かおる》先生のところで週3日の勤務をし、空いた時間を健康増進医学の普及に務めることにしました。

ちょうどその年の夏に、先ほどお話しました「生きがい療法実践会」のモンブラン登頂の10周年があり、癌患者さん15名がモンブランに行くので医療スタッフがほしいということで、看護婦さんと医師の募集がありました。私はそれまで一度も海外に行ったことがありませんでしたので、よい機会だからと参加しましたが、結局、参加した医師は伊丹先生と私だけでした。一般のドクターたちは組織の中で、学会の発表以外に勤務を休んで海外に行くなんてことは、まわりの理解が得られないのです。これが医学界の現状です。

笑いで難病克服、前向きで明るい人生こそ病気に克つ

伊丹先生は、笑い療法で難病を克服したアメリカの有名なジャーナリストのノーマン・カズンズの話に、日本で最初に注目した人でした。カズンズは、日本の原爆被害を受けた女性（原爆乙女）たちをアメリカに呼んで治療を受けられるようにした人で、49歳のとき、強直性脊髄《せきずい》炎という難病（膠原病《こうげんびょう》の一つ）にかかってしまいました。数週間後には半身不随となって、体中に固いかたまりができ、口をあけるのも難しくなりました。原因、治療法がよく分からないこの病気に対して、彼はかつて取材したことのあるシュバイツァー博

士の「もっと体内のあなたの主治医を働かせなさい！」という言葉をヒントに、希望や喜び、信頼、愛、自信などのプラスの感情や笑いなどが副腎によい影響を与えるのではないかと、友人の医師とともにビタミンCの大量投与療法と笑いによる療法を始め、コメディービデオを10分間見て大声で笑いました。

　すると、あれほど苦しかった痛みが和らぎ、2時間ぐっすりと眠れました。2週間目には体も徐々に動かせるようになり、数か月で難病を克服しました。彼は「病気の85％までは自然治癒力で治る。自分で治らないと決めるのが一番悪い」と指摘しています。カズンズは、回復確率が５００分の1という難病を笑いで克服したのです。

　アメリカのジョンズホプキンズ大学医学部では、学生の性格と病気の関係について調査しました。（A）物事を堅実に、ゆっくりやる、忍耐強いグループ、（B）非常に性格が明るく活発で人づきあいのよいグループ、（C）非常に頭はよいけれど、気分屋で何をやっても長続きしない、の3つのグループに分けて、30年後にどんな病気（自殺、精神異常、癌、高血圧、心筋梗塞《こうそく》）にかかったかを調べると、全体として（C）が病気にかかる率が高く61・7％、次いで（A）で46・4％、（B）は33・3％です。かかった病気別では、癌、高血圧、心筋梗塞とも（C）がかかる率が一番高かったことが分かりました。

笑いで痛みが消えた！ 科学的に証明された笑いの効用

　笑いは健康の源であることを示す興味深い実験があります。寄席で大笑いした人は、体の抵抗力を示す免疫機能が大幅にアップすることが、今から12年前、１９９２年の日本心身医学会で発表されました。この実験は、なんばグランド花月（大阪ミナミの吉本興業の本拠地）で、癌や心臓病の人を含む男女19人から開演前と後に採血し、3時間の笑いの効果を調べたもので、癌に対する抵抗力の指標の一つになるＮＫ活性（癌細胞を攻撃するナチュラルキラー細胞の元気度）の数値が、開演前（笑う前）に低過ぎた人は、すべて正常値までアップし、高すぎた人も多くが正常値まで戻りました。免疫力のバランスを示すＯＫＴ4／8比もＮＫ

活性と同様好ましい方向に変化が起きるという結果が出ました。

この調査の後、京都のパストゥール医学研究センターでもこの実験を追試し、同様のデータが確認されています。つまり、笑うことは、心理的効果だけでなく、短時間に免疫系を正常化させる生理学的効果もあることが分かったのです。

落ち込むより、まずは行動を！

人の体と気持ちの持ち方はものすごく関係します。例えば、癌検診を受けたあと、医師に「ひっかかっています」と言われると、ほとんどの人が、それまで元気にしていても顔が真っ青になり、寝込んでしまう人もいます。では、体はさっきと変わったのでしょうか。なにも変わっていません。気が病んだのです。

人は、自分の意思で感情を変えられません。でも意思で行動を変えられます。行動することによって自分が変わり、感情が変わります。例えば、癌になったお母さん。「ああ、死ぬかもしれない」と、頭から布団を被って寝ているわけにはいきません。癌患者であると同時にお母さんですから、子どものためにお弁当をつくったり、洗濯しなくちゃいけない。まず行動が必要です。

とにかく子どものためにお弁当をつくり、洗濯をして、シーツを干すと、青空のもと、さわやかな風で乾いてその幸せ感！　行動することによって癌を忘れ、ハッピーな気分になれるのです。例えていうと、クルマの前輪と後輪の関係です。運転者が前輪の方向を変えることで、後輪の方向も変わります。二つの前輪の一つが行動なのです。前輪が行動して方向を変えると、後輪の感情が変わるのです。ですから、気持ちはそのままにして、まず動いてみましょうということです。

前輪のもう一つは、癌がすぐ死に至る病ではなくて、何かを教えてくれるメッセージだという受け止め方です。実際、末期癌から治った人たちはみんな共通で、「あれがあったから、今があるんだよね」ということで、カレンダーを日めくりに変えています。「確かなのは今だけ。今を精いっぱい生きる」そういうふうに変わるのです。今、癌になる人は３人に１人です。

「そう考えると、癌もそれほどワルイ病気じゃないんだな」という受け止め方です。

街を歩く人を見て、ちょっと数えて見ると、1、2、癌、4、5、癌、7、8、癌……と、これだけ多いのです。だから、そう特別のものじゃない……。

癌もいや、心臓病もいや、脳卒中もいや、ではあなた何で死ぬつもり？

日本人の3大死因。一つは心臓病です。突然心筋梗塞、急激な痛みと言いたいことも言えないで終わりです。そして脳卒中。助かっても半身不随。それに比べると癌は今や95％痛みも取れる、家族や友人と過ごすために残された時間もそこそこある。そう悪くないでしょう。癌もいや、心臓病もいや、脳卒中もいや、ではあなたは何で死ぬつもり？　次に残っているのが交通事故と自殺、この5つでなんと日本人の死亡原因の7割です。畳の上の大往生は50人に1人ですから、なかなかそういうふうにいきません。ですから、癌も悪くない選択でしょう。

癌センターで「2人に1人が助かる病気ですから」といわれると、受け取るほうは「ああ、2人に1人が死ぬのか」という受け取り方をします。末期癌、進行癌が治った人がこれだけいると、癌も悪くない。癌が、なにかを教えてくれるメッセージという考え方、それがもう一つの前輪です。

例えば、血圧が上がる、ドキドキする、眠れないという肉体だけの反応は「なんだ、そんなことか」と考え方を変えると楽になるのです。考え方をちょっと変えると、ハンドルはどっちにも切れます。そうすると、その後についた感情も変わりますし、体の反応も確実に変わってきます。この体の反応、肉体的生理的反応がもう一つの後輪です。それを続けるうち微差は大差になります。他人と過去は変えられないけど、自分と

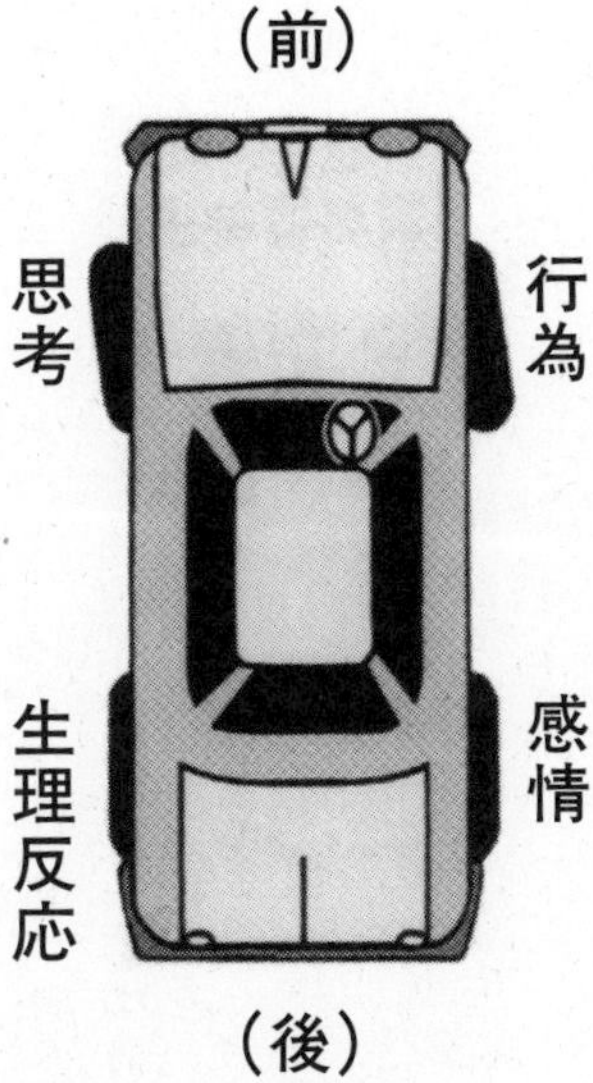

現実療法心理学の柿谷寿美江先生作成

いう未来は変えられます。

癌患者さんは、自分には時間がないという思いがすごくあります。では残された大事な自分の時間をどうやって過ごすかと考えた時、この世の中で何が一番ストレスになるかというと、やはり人間関係です。では、自分の大事な時間を、自分のまわりにいる人たちとどうやって過ごしていったらよいのでしょうか。こんなふうに考えたら、答えはものすごく簡単です。

自分のまわりにいる人を「体によい人と」「体に悪い人」と二つに分けます。体によい人とは一緒にいて元気になる人。体に悪い人とは一緒にいて疲れる人。残された時間があとわずかと分かった時、体に悪い人と無理してつき合いたいと思いますか。楽しい思い出をいっぱいつくって「じゃあね」とこれしかないです。

癌は、体からのメッセージ

人は、抗生物質ができるまでは、いろいろな病気でよく死にました。運がよければ助かりました。ですからみんな、病気にならないように養生したり、鍛錬をしたりしたわけです。ところが第二大戦の終戦直後、ペニシリンを使ったら感染症は劇的に治るようになりました。ところがそれから半世紀経って残ったのは耐性菌、生活習慣病など薬では治せない病気ばかりです。そして今では国や医師も病気は治すものではなく、病気と仲良くしなさいとしか言わなくなりました。

でも、人の頭の中は、病気は病院で、薬で治してもらうものだと思い込んでいて、ペニシリンの昔の栄光をいまだに信じています。大気汚染、食品汚染、ストレス……より、病院で薬で治してもらおうと思っている消費者の頭の中身のほうがはるかに問題です。

私の好きな逸話に扁鵲《へんじゃく》（中国の歴史上の名医）のエピソードがあります。扁鵲《へんじゃく》というのは中国の古い時代の名医なんだそうです。この扁鵲《へんじゃく》が、同じ医師である２人の兄と一緒に時の皇帝に呼ばれて「お前たち３人で誰が一番有名だ」と言われて、扁鵲《へんじゃく》は自分が一番有名だと答えました。一番上の兄は未病を癒す。「こんな生活をしていたらいずれ病気になるよ。だから養生しなさい」と言っていますから、全然有名ではありません。真ん中の兄は病気を軽いうちに治しますから、これも有名ではありません。私、扁鵲《へんじゃく》は、死にかかった患者に毒を使ったりメスを使ったりして、ありとあらゆる手段を使って治しますから、世間では一番有名だというのです。残念ながら、これが名医の正体です。

例えば、癌で急逝したテレビキャスターの逸見さんの主治医もゴッドハンドといわれていて、癌を含めて内臓を3キロ取りました。もうどこにも癌はありません。念のために抗ガン剤を……。で、死にました。癌というのは、そういう病気でなく、こんな生活をやめてくれという体からのメッセージです。

新潟大学の国際的免疫学者、安保徹教授が言われている「ライフスタイルがこの病気をつくった」、「無理がたたってなった病気」なのです。

分かりやすくいうと、人の体の60兆の細胞のうち、一日に大体若いときで1兆、年を取っても５０００億の細胞が、古い細胞から新しい細胞に置き換わります。それがいつ起こるかというと寝ている間です。だから睡眠時間まで削って、無理に無理を重ねるとろくでもない細胞がいっぱいできます。その一つが癌というわけで、癌は体からのメッセージでもあるのです。

念ずれば通ず、常に笑いを忘れずに

病気にならない楽しい生き方。そのコツは何かなあと思って、いろいろ考えました。去年たまたまＮＨＫの素人のど自慢がカナダのバンクーバーでありました。そこで、七十代のおばあちゃんが歌ったあと、アナウンサーが「国際結婚で、金婚式まで迎えられたんですね？　今と違って、半世紀前の国際結婚、それは大変だったと思います。でもこれまでなんとかうまくやってこれたコツ、なんですか」と聞きました。すると、そのおばあちゃん、即言いました。「フォゲット・アンド・フォーギブ」（忘れる、許す）です。日常のなかで嫌なことあると、つい「絶対許したらへん、忘れへんぞ」と言いがちです。だから眠れなくなるでしょう。でも、この二つの「許す、忘れる」ができるようになると、眠れるようになります。笑顔が戻ります。そして、「この人すごいね」と人徳が上がります。

太った人は気がつかないで、食事の最後に言っている口癖《ぐせ》があります。「これ食べたら太るのよね」と。

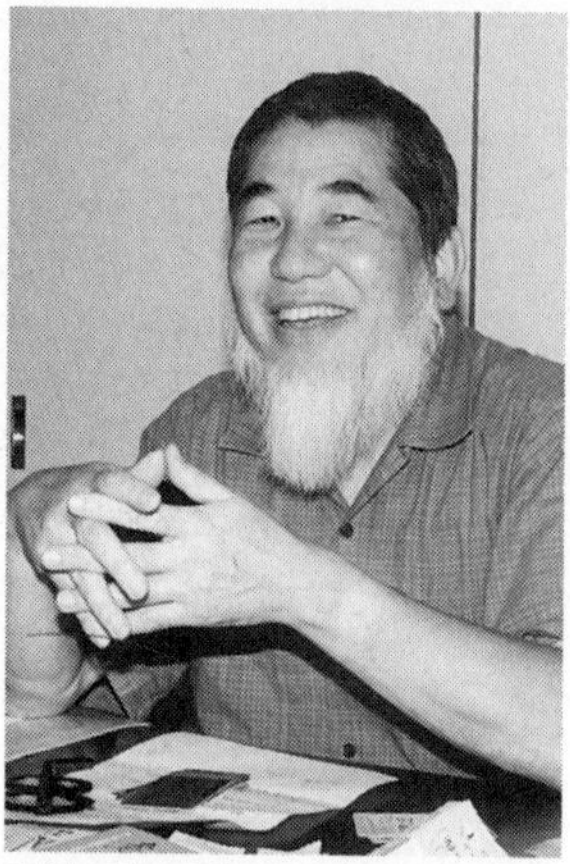

産婦人科の医師として出産に立ち合うことで、赤ちゃんからたくさんの気のエネルギーをもらっている。

で、さらに太ります。また「人生思うようにならないよね」と言うと、見事に思うようになりません。その通りになります。その口癖を、人の細胞は全部聞いていて、自律神経や免疫力に反応します。逆に、そこによいイメージをつくるとよい方向に働きます。言った通りになります。念ずれば花ひらくの言葉通りです。

ですから気持ちというのは、本当に体全部にかかわっているのです。毎日口に出して今日一日働いてくれてありがとうと言っていると、本当にケガもしません。例えば、『自然治癒力を高める連続講座』第4号連載「アマゾン・インディオからの癒し」の中の南研子さんのご主人が話しておられた民間療法家のエピソードのように、良くなる、良くなる、きっと良くなる、絶対良くなると、そういう言葉を口癖にすると、確実に変わっていくという例がいっぱいあります。

老化予防にも笑いは効果あり

高齢化社会で、お年寄りのボケ、痴呆が問題になっていますが、笑いは老化予防にも効果があります。笑うことは、腹のそこから声を出すことで、連続して息をはき出します。この息のはき出し方は、腹式呼吸の一種で、健康法の一つ太極拳などとも共通しています。笑って息をはき出すことで、体の中に溜まった老廃物を体の外にはき出し、吸い込んだ酸素を体の隅々まで行き渡らせます。それに楽しく笑うことで免疫力を高めるNK細胞がグンと増えます。また、楽しいこと、好きなことに熱中することで脳内モルヒネが発生して、リウマチ、神経痛などの痛みを鎮静化させます。寄席で大笑いして痛みを忘れるというのはそのためです。この脳内モルヒネがさらにNK細胞を活性化させるので、体が元気になり、さらに気持ちがどんどん明るく、積極的になります。

ボケ、痴呆は20人に1人がなる病気で、みんながボケるわけではありません。ボケない人たちには、ものごとをプラスに考え、積極的に行動する前向き志向があります。笑いは、この前向き志向をどんどん高めますので、老化防止にはもってこいです。

「出す」ことが健康のキーワード

最後に、健康生活を実現するためのノウハウを簡単に述べておきましょう。そのキーワードはすべて「出す」ということです。

（1）連続して息をはき出す、これが笑いです。

（2）もう一つはみんなで一緒に歌う。これも息をはき出す。

（3）怒りや嫌な思いを溜めない、出すこと。先ほどの「フォゲット・アンド・フォーギブ」です。

（4）思いを口に出す。悪い口癖ではなく、前向きな口癖を出す。

（5）心の憂《うれ》いを出す。世界の中でたった1人、自分の気持ちを分かってくれる人がいるだけで人は救われます。人間づきあい、仕事の悩み、恋の悩み、心の中に溜まったものを思い切りはき出せる友人とのホッとラインがあれば、声を聞くだけでも気が休まります。そして、積極的な気持ちが生まれてきます。そのときにNK活性が上がり、体の中の免疫力や自然治癒力が高まります。そして、他の人からホッとする相手に選ばれたらもっとよいと思います。心に溜まったものをはき出すことで、自分が変われます。

（6）それから泣く。泣くことで連続して息をはき出し、涙とともにストレスホルモンも全部出ます。笑いと同じ効果があります。「泣きなさい、笑いなさい」という通りです。

（7）うれしくなくても、辛いときでも笑います。ドイツのことわざに「にもかかわらず笑う」とあります。調子のよいときに気分的に笑うのは当たり前。でも、辛いときに笑うことでいやなことを忘れさせ、前向きな気持ちに変えてくれます。

「笑う顔には福来たる、あなたの笑顔、なにより薬」を忘れずに！

（取材／高橋利直　文／矢崎栄司）

人を幸せにする園芸療法

グロッセ世津子（園芸療法実践家）

今日、多くの人々が殺伐《さつばつ》とした社会状況の中で病み、方向性を見失っている。その人々の心を癒すための「植物とのかかわり」が今、注目されている。「高齢者や障害のある人たちと一緒に植物を育てる人が増えていけば、日本の社会は変わる」、「園芸療法を日本に広める」という志を持ち続け、日本で園芸療法を実践するグロッセさんに園芸療法とは何か？その可能性について聞いた。

グロッセせつこ
園芸療法実践家。北海道生まれ。立教大学仏文学科卒業後、フランスのブザンソン大学に留学。ベルギーに13年暮らし1986年に帰国。夫グロッセ・リュック氏と一緒に日本における園芸療法の普及を目指している。(有) みどりのゆび代表取締役、東京農業大学客員教授。著書に『園芸療法』(日本地域社会研究所)、『園芸療法のすすめ』(創森社)、『園芸療法のこころ』(ぶどう社) 等。

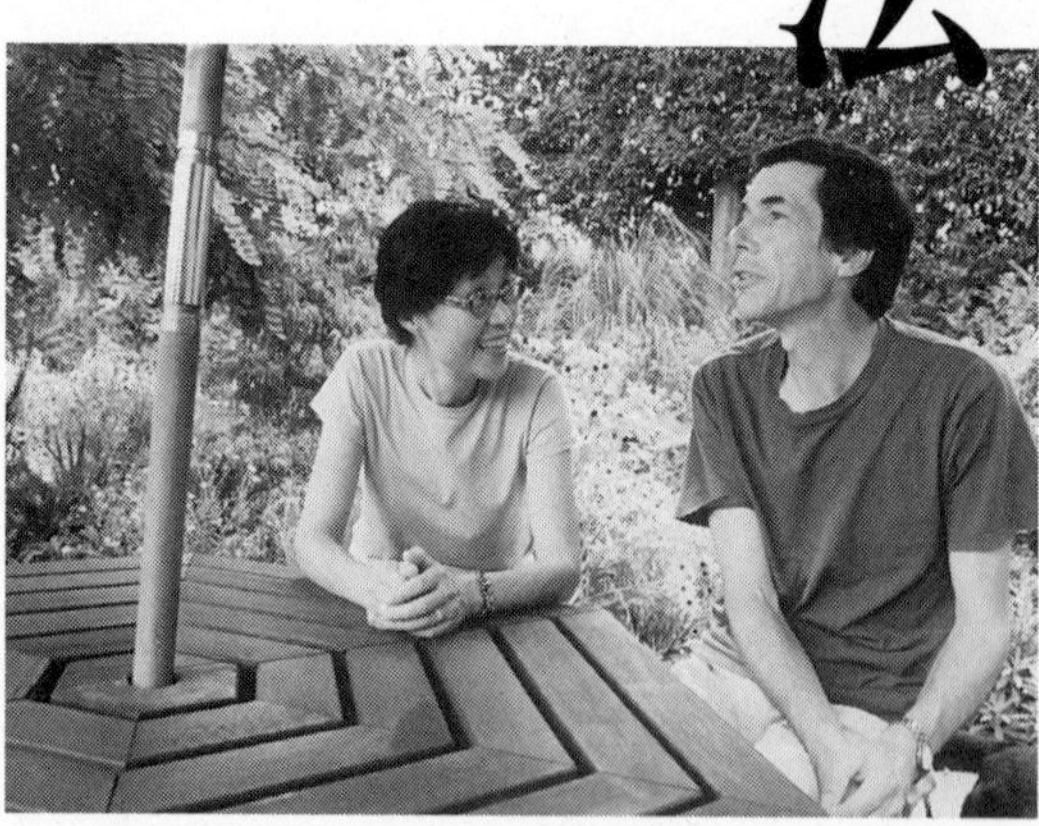
右は夫のグロッセ・リュックさん。

本当に人を幸せにする緑とのつきあい方

20年近く前に帰国したとき、造園家の夫と庭を造る会社「みどりのゆび」を始めました。まだ、「ガーデニング」の「ガ」の字もない頃です。ところが、庭を造れば造るほど、夫の元気がなくなるという現象が起こってきます。

造りっぱなしで、手をかけないクライアントの何と多かったことか。「日本の人は、本当に植物が好きなのだろうか」とつぶやき始めるんです。

折りしも、当時会社のあった植木の里と呼ばれる埼玉県の安行《あんぎょう》は、区画整備が急ピッチで進み、植木畑や生垣《いけがき》の美しい伝統的な景色がどんどん壊されて、道路や宅地になって行きます。何十年もかけて大きくなった木が、一夜にして、ブルドーザーで根こそぎ倒されるという光景を毎日のように、目の当たりにするようになりました。夫は、「自分の体が切られるようで痛い」と嘆《なげ》きながら、倒される木の数だけ生気を失って行くんですね。植物を命あるもの、国の文化として捉えるのではなく、経済優先で、合理的かつ土木的町づくり・緑地づくり。ハード（施設整備）にお金はかけても、ソフト（メンテナンスや人材育成など）にお金をかけない、つまり育てない緑を植えることに意味が見出せなくなりつつありました。

その頃の私は、「ハーフ」ということで学校で様々な苦労をしている2人の子供を育て、また、精神的病《やまい》をわずらっていた母を看ながら、個人的にも、社会というものを、「できないとされる人」の側から見るようになっていました。そして、それまで、自分とは縁のない人として遠巻きに見ていた、いわゆる障害のある人のことが、とても気になりだしたのです。

そんなとき、アメリカの園芸協会の機関誌に取り上げられた特集記事（園芸療法の様々な顔）を読んだのです。直感的に「これだ！」と思いました。

そこでは、戦争で脊椎《せきつい》を損傷した青年が両手両足麻痺《まひ》にもかかわらず、車椅子で、口にはさんだ器具を舌で操作したり、ストローでプランターに水をやるなどしてキュウリやグリーンピースを育てている様子が載っていました。とんでもなくゆっくりと営まれているであろうその作業に、本人のペースをとても大切にしている様子が感じられたのです。「一番遅いとされる人たちのペースで、日々淡々と植物を育てる人が、1人でも多く増えていけば、日本は変わる！」と思ったのです。それが、園芸療法との出会いでした。

植物や人との多様な関係性から自分を再発見 園芸療法はホリスティック

私の園芸療法の恩師でもあるアナーヤさんは「病気や障害の前に、まず人ありき。障害を持った患者さんとしてではなくて、たまたま障害のある1人の人間として関わりなさい。私たちが、一人ひとり違うように、脳卒中の患者さんだからと言って、みんな同じわけではない」と、人との関わり方の基本を教えてくださいました。

そういった意味で、園芸療法には、対症療法的なマニュアルはありません。その人が何を一番望んでいるのかに耳を傾けながらニーズを特定し、設定された目標に応じて、作業・活動、植物を選び、援助方法を考えて、プログラムを「手作り」していきます。

園芸療法は、プロセスが大事です。植物のある環境自体の持つ癒しの力、「植物を育てる、収穫する、利用する」という一連の活動から抽出される精神的、身体的、社会心理的効用、さらに細かく分解される作業自体から引き出される運動機能的側面、植物を媒体とする人と人の関係が創り出す場の力、それらの「つながり」の中で、その人の「まるごと」にアプローチできるのです。

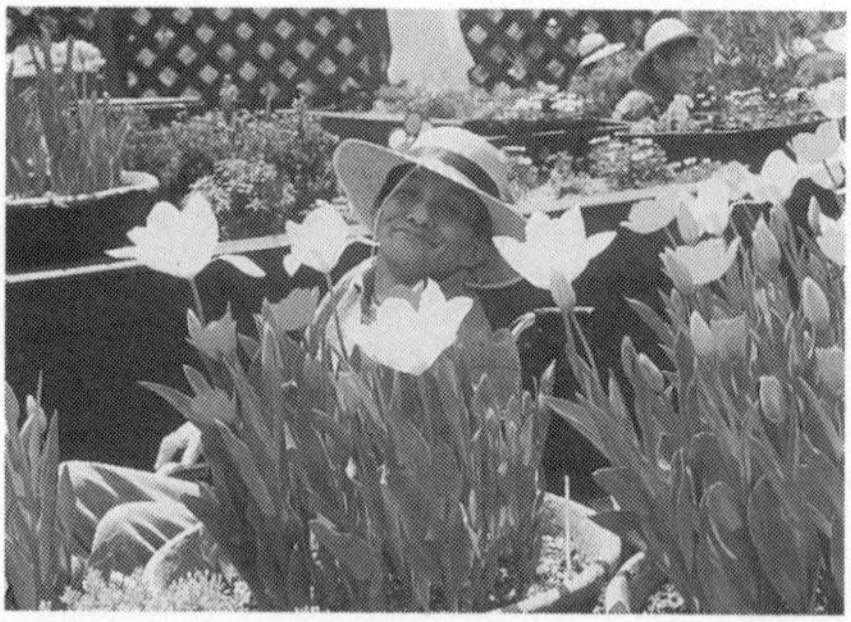
前年に植えたチューリップの寄せ植えの前で、にっこり記念撮影。

どんな小さな成功体験でも、継続により、やがて自信へとつながる

現在、岩手県の東和町というところで、町立の園芸療法ガーデンで、「花っこクラブ」という療育プログラムを運営しています。交通事故の後遺症で、ほぼ寝たきりだったS君が、初めて来たとき、話すことができなくなった彼のことを、お母さんが、「いいんです。この子は、もうこれ以上良くならないんです」とおっしゃるんです。お友達に肩を押されて、しぶしぶいらしたらしいんですが、こう言われて、退院させられたのでしょうね。

どんな状態であろうと、退院したS君は、もう患者ではないのです。自宅に暮らす「生活する人」なのです。けれども、そこを支えるサービスが全くなかったのです。園芸療法では、「できないことはさておいて、かすかにでもできる

こと」に光を当てて、そこからアプローチして成功体験を積み重ねて行きます。こうした成功体験が、「続けること」の原動力になるからです。

中枢神経系の麻痺はあるものの、わずかにでも使える左手から出発して、土を混ぜる、こねる、つぶす、握る、移動する、石を拾い出す、ヒマワリの種をつまむなど、握力、指先の巧緻《こうち》運動、関節の可動域、目と手の協調運動などを再学習していくことを目標にプログラムを組み立てました。こうした運動が、植物を育てるという行為を楽しみながら自然に引き出されるのです。

S君の場合、彼の状態に絶望的になっているお母さんのケアもさることながら、6年間も社会から孤立して生きてきた彼の心のケアの方が、先のように思われました。どんなに不自由でも、「人として楽しく生きていけること」が、抜け落ちていたのです。家庭や地域の中に彼の居場所を作ってあげることが、急務だと思いました。

園芸の作業工程を細かく分解していくことによって、障害の重い人にも、どこかの工程を担ってもらうことができます。ですから、他の人と協力して一つの目標に向かう、という状況を作りやすいのです。ということは、グループの中で役割を担いながら、自分の居場所を見つけていく、ということです。そして、自分の行為や努力が、美しい花やおいしい実という具体的な結果として表れ、人にあげることもできる、食べることもできる、創作活動に使える、販売することもできるなどなど、まさに生活そのものを体験できるのです。

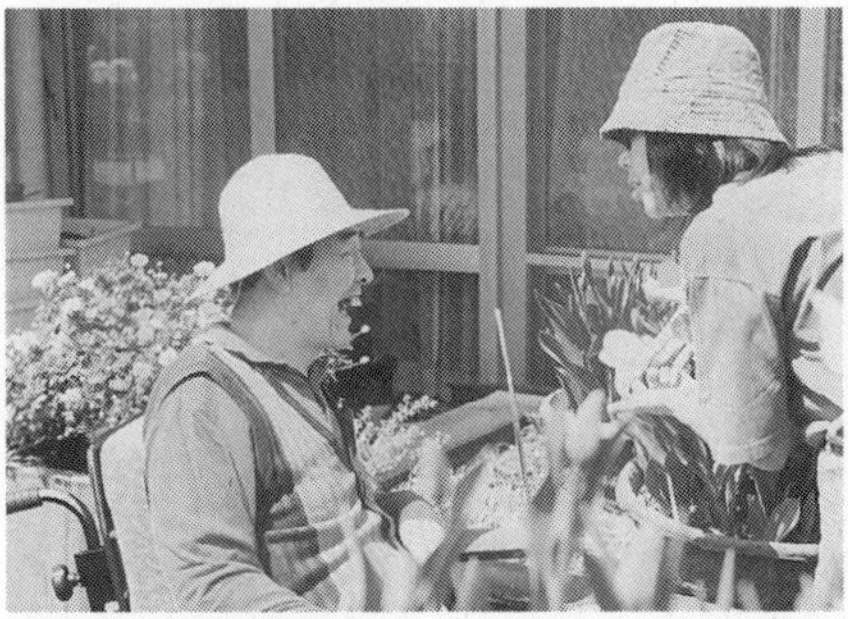
チューリップの花に誘われて、「赤」「黄色」「チューリップ」など、一生懸命発音しようとされる構音障害（原因となる病気や麻痺のない発音障害）の利用者さん。

そうしたプロセスを通して、達成感や有用感を味わい、褒《ほ》められる機会を得、自分を表現し、帰属意識を育《はぐ》んで行くのです。治らなくても、向上しなくても、とりあえず「今、すぐ」楽しめることを実感できるのです。

S君は、左手でできることがどんどん増え、通える場所や仲間を得て、目に輝きを取り戻し、笑顔が素敵な青年になりました。そんな彼を見ながら勇気を取り戻していったお母さんは、もう一度理学療法に通うことを決められたんです。すると、あれほど成果が上がらなかった理学療法が、今度はいいんですね。彼が、とても前向きになっていましたから。

病床からの帰りを、ずっと待っていてくれたKさんの朝顔の花

埼玉県川口市の社会福祉センターでもプログラムを行っているのですが、そこでお会いしたKさんという女性は、体が不自由になって、好きだった庭仕事ができなくなったことがストレスになっていた方でした。センターでは屋上庭園で活動していますが、車椅子や歩行器を使われる方も多いことから、花壇は全て高くしてあります。膝を曲げなくても、立ったままあるいは座ったままで作業できるので、「こんな体になって、もうできないと思っていたことが、またできるようになってうれしい」と、活動をとても楽しまれていました。

種から育てた朝顔をプランターに植え終えた頃、Kさんは、ガンが再発し入院されますが、幸い数か月後にセンターに戻っていらっしゃいます。前日退院したばかりですが、ご家族の反対を押し切って、「今日は、園芸の日だから来たのよ」と、何となく熱っぽい顔でおっしゃいます。

その日は、ちょうど、花壇の植え替えの日でした。何かにとりつかれたように一気に花を植え終えたところで椅子に座り込み、堰《せき》を切ったようにこうおっしゃるのです。

「先生、待っててくれたのよ。朝顔が3つ待っててくれたのよ。私の入院中に朝顔がみんな咲き終わったらどうしようと心配だったのよ。そしたら、3つ待っててくれたのよ」。

朝顔は、病床にあるKさんの希望であり、外の世界とのつながりだったんですよね。死ぬまで好きなことができることの幸せを教えてくださった方です。そういった意味で、お年寄りとの園芸療法では、「趣味の継続を保証する」と

いうことも、目標のひとつになります。

感性を刺激し 五感に働きかける 園芸療法

全てのお年寄りと言っても過言でないくらい、皆さん、植物にまつわる経験、思い出、あるいは知識をお持ちです。記憶を刺激する、会話を促す、感性を刺激する、五感に働きかけるという点で、園芸療法は、お年寄りのみならず痴呆のある方にも有効なケアを提供できると思います。

七夕にちなんで、笹で笹飴を作って、季節の花とアレンジするという活動のとき、見当識障害《けんとうしきしょうがい》のある方の手がすっと伸びて、せっせと笹飴を作り出すのです。「小さい頃に、よく作ったもんだ」と言いながら、穏やかな表情で楽しそうに笹飴作りをとても楽しんでいました。

参加者の皆さんからは、笹団子の作り方が、「うちの田舎では」という風に、にぎやかに始まります。笹舟を作って、作り方を知らない若いスタッフに見せようと頑張る男性も出てきます。片手しか使えないので、口も使いながら。「笹の葉、さらさら…」という歌さえ口ずさむ人もいます。

たとえ、5分後に忘れたとしても、「今、ここ」に、その人なり、その人の感性、その人の豊かな時間が立ち現れる瞬間です。こうした瞬間をつなぎ合わせて行くことが、痴呆のある方のケアのポイントです。

偏見がなくなると 人は本領が発揮できる

ある特別養護老人施設で、痴呆の方のグループ活動として、フラワーアレンジの準備をしているとき、お年寄りの男性の方が万年青（オモト）の鉢を持ってきました。「園芸の先生はどちらでしょうか?」「一応、私なんですが」「いや、どうも、どうも」と言って、退室されます。

ところが、5分後、「園芸の先生はどちらでしょう?」「私なんですけど」「いや、よろしくお願いします。オモトの育て方を教えてもらおうと思って」……。こういうやりとりを数回して、プログラムが始まりました。「この器《うつわ》に、みなさんとお花を活けていきますよ」と話しましたら、「なーに女々《めめ》しい」という声が聞こえてくるんです。なんと、そのオモトの男性でした。

めげずに、「この花は、何でしたっけね」と、皆さんの前に、一本差し出してみました。

「ウイキョウ」という声。また、その男性です。さらに「これなんでしょうね」と続けると、「女々しい」と馬鹿にしていたその男性が、次々と名前を言い当てて、しかも積極的に活けて下さるのです。極めつけは、かすみ草です。「ジプソフィラ」という学名まで知っていらっしゃるのです。一瞬、私も自分の耳を疑ったくらいです。完全に、グループの注目を集めます。

プログラムが終わる頃には上機嫌で、「一句、一句」とおっしゃって、「ウイキョウに出会えた夏に勝る夏なし」と、色紙に書かれたのです。後で職員さんは「あの人にはいつも手を焼いているんです。文句ばかりで」と言っていましたが、その男性は、県の植物振興センターの元職員さんだったということがわかります。実は、それまでにも、学名など言っていたのかもしれませんが、職員さんの方が、それと知らず、あるいは、痴呆というレッテルに邪魔されて、「また何だかわけのわからないこと言って」と、真剣に取り合わなかったのかもしれません。「やっと、本領が発揮できて、認めてもらえた」という喜びが、この句に表れていると思いませんか。

患者とか障害者だとか痴呆という視点でしか見てもらえないとしたら、そのことを甘んじて受け入れる立場に身を置くしかないとしたら、これ程、屈辱《くつじょく》的なことはありません。園芸という場でよく起こることなんですが、動かないと思われていた体が動いたり、その人の知識や経験や豊かな感情を垣間見る時、私たちは、自分がいかにその人のことを知らなかったのか思い知らされます。こうしたことをきっかけに、その人への見方が変わった時、その人も変わります。

先日、やはり、ある特別養護老人施設で痴呆《ちほう》のある方たちと、花の叩《たた》き染《ぞ》めをした時のことです。再生紙で作ったハガキに、生の花や葉を、木槌《きづち》で叩いて写すのですが、「叩くのは、かわいそうだ」

という男性がいらっしゃいました。「そうですね。どうしたものでしょうか」とお伺《うかが》いすると、「叩く前に、謝りなさい」と言いながら、花に手を合わせて「すみません」とおっしゃるのです。そして、思いっきり叩くのです。「かわいそうにとおっしゃる割には、勢いよく叩きますね」と言うと、「やるからには、徹底的にやる」と、あっけらかんとおっしゃるのです。そして、叩き終わると、「ありがとう」と、もう一度手を合わされます。とても、美しい姿でした。そして、またひとつ、学びました。

植物のある環境はそれだけで緊張がほころび、心も癒される

アメリカの園芸療法士の友人から、こんな話を聞いたことがあります。彼女が勤めている病院のホスピスの患者さんの話です。看護士さんも、ご家族も、お友達も、その方の病室を訪ねるのが苦痛で、患者さん自身も辛い思いをしていたそうです。友人の提案で、その患者さんは、水苔《みずごけ》で球根を育て始めます。すると、みんな、ほっとしたと言うんですね。何を話していいかわからなかったのが、植物の話をすればよくなったからって。患者さんは、毎日球根の世話をしながら、ある日、友人にこう語ったそうです。「私がいなくなっても、この花が咲いたら、みんな私のことを思い出してくれるかしら」と。植物を育てることを通じて、いのちの循環を体験します。そして、死は終わりではなく、次の世代につながって行くことを感じ取ることができるのです。

　自信を失った人、自分が何者かわからなくなった人、人間関係に疲れた人、言葉に深く傷ついた人にとって、植物のある環境は、それだけで緊張がほころびる場です。

　私が何者かに頓着《とんちゃく》せず、淡々といのちの営みを続ける植物に、そこに、ただ「ある」ことが許されるような気がして、「何かができる自分」「何かをする自分」「期待に応えようとする自分」でいることから降りる勇気を、少しずつもらいます。「評価されない自分」を見出して安心します。人との間を取れなくなって苦しんでいる時も、動かない植物は、私の境界線を脅《おびや》かしません。

　構えなくてもいいのです。言葉

のいらない世界で、植物や土の香りを感じ、色を感じ、風を感じ、光や影を感じながら、こうした「植物的関係性」あるいは「植物的時間」の中で、「ある」ことをじっくり時間をかけてやることによって、ようやく、能動的であることや「する」ことが要求される「動物的関係性」あるいは「動物的時間」に戻って行けるようになるのだと思います。

植物は私たちのケアに素直に答えてくれる

精神病院を退院しても社会復帰ができず、花を育てる施設に通う青年達のお話を聞く機会がありました。「普通の人のように、早く仕事に就《つ》かなくちゃ」と焦《あせ》ったり、「他の人ができているのに、自分はできない」と言って、自分を許せなかったり、受け入れられなかったり、罪悪感を感じるという連鎖の中で、長年苦しんでいた方たちです。好きなだけ植物のある環境に身を置きながら、そのうち、「これを育ててみようかな」という気になって育て始め、そんな中で、少しずつ他の人とコミュニケーションができるようになり、だんだん、「自分は、これでいいんだ」「必ずしも、勤めに行けなくてもいいんだ」と思えるようになったというのです。そういう体験を、多くの人の前で、語ってくれたんです。「あなたは、そのままでいいんだよ」というメッセージを、自然から受け取ることができるようになるんですよね。

ご自分を卑下《ひげ》する言動が目立つMさんには、「自信をつける」ことを目標に、プログラムをデザインしました。「育てたい花や野菜を選ぼう」というプログラムで、字の読めないMさんは、カタログから白いアマリリスを選びました。

毎週、活動に来るたびに、「おがってくれよー（育ってくれよ）。おがってくれよー」と、鉢に向かって祈ります。ある日、見事に白い大きな花を2つつけました。Mさんは、「やったー！」と、小躍りして喜びます。お昼に作業所に帰って、みんなに見せると言います。雨と風の強い日でしたが、アマリリスの鉢を抱えて、走って作業所に戻ります。後から追いかけていきました。すると、「写真撮ってけろ」と胸を張ります。写真を絶対撮らせなかったMさんの、はじめての記念の写真です。

アマリリスの花がひとつ、強風でポッキリ折れてしまったんですが、爪楊枝《つまようじ》で留めて、写真を撮りました。これは、本当に、Mさんの自信につながりましたね。その後、ある日、テレビにまで出てしまうんですから。

芸療法は 幸せの種まき

ある日、種まきをしながら、はたと気づいたことがあるんです。ヒマワリの種はヒマワリになる情報を、ニンジンはニンジンになる情報を、すでに、あのちっちゃな体の中に全て持っているんですよね。私たち一人ひとりも、「ひとつぶの種」のような存在だと思うんです。「私たちなりの花を咲かせる情報を持って生まれてきた種」のようだと。

ヒマワリの種がニンジンにはなれないように、私は、私以外のものにはなれません。「私になる」ということは、「私を知る」ということだと思うんですが。

種の情報開花に必要な環境設定が園芸という行為です。セラピーもしかり、だと思います。たまたま、病気、障害、あるいは他の問題がきっかけで、セラピーを受けることがあっても、それは、種という存在のひとつの側面であり、他の可能性が、いっぱいいっぱい秘められているはずです。生死に関わるような緊急事態を除いて、「できないことやだめなこと」に焦点を当てる問題指向の方法論より、一人ひとりの種の力を信じて、秘められた可能性が発現するような方法論の方が、セラピーを受ける側も楽しいですし、セラピストも楽しいですよね。

自然が教えてくれるように、世界は、「ワンダフル」に満ちています。病気とか障害によって、「ワンダフル」な世界がおあずけになることはありません。そのことを、「今、ここ」で伝えられるのが、園芸療法です。

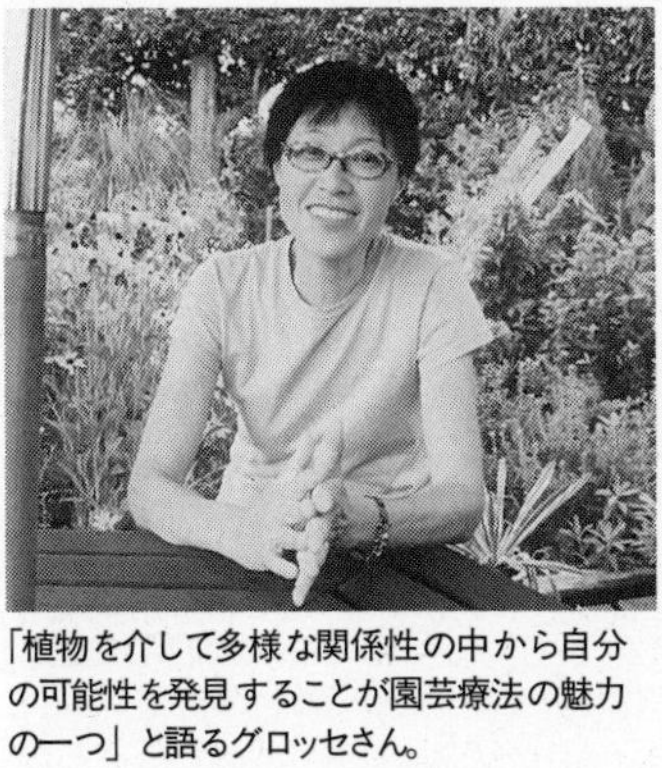

「植物を介して多様な関係性の中から自分の可能性を発見することが園芸療法の魅力の一つ」と語るグロッセさん。

心と体を覚醒するドラムセッション

Session

佐々木薫（ドラムサークル
ファシリテーター）

日本では、まだあまり浸透していないドラムサークル。
様々なハンドドラム（太鼓）を輪になって叩きながら、リード役が
全体をまとめていくというドラムセッション（輪状打楽器意志疎通）。
アーサー・ハル氏に師事し日本人初のアドバンス研修修了者として
各地でドラムサークルの実践を積極的に推進するリーダー的存在の
佐々木さんが、ドラムサークルを通して得た様々な体験を語る。

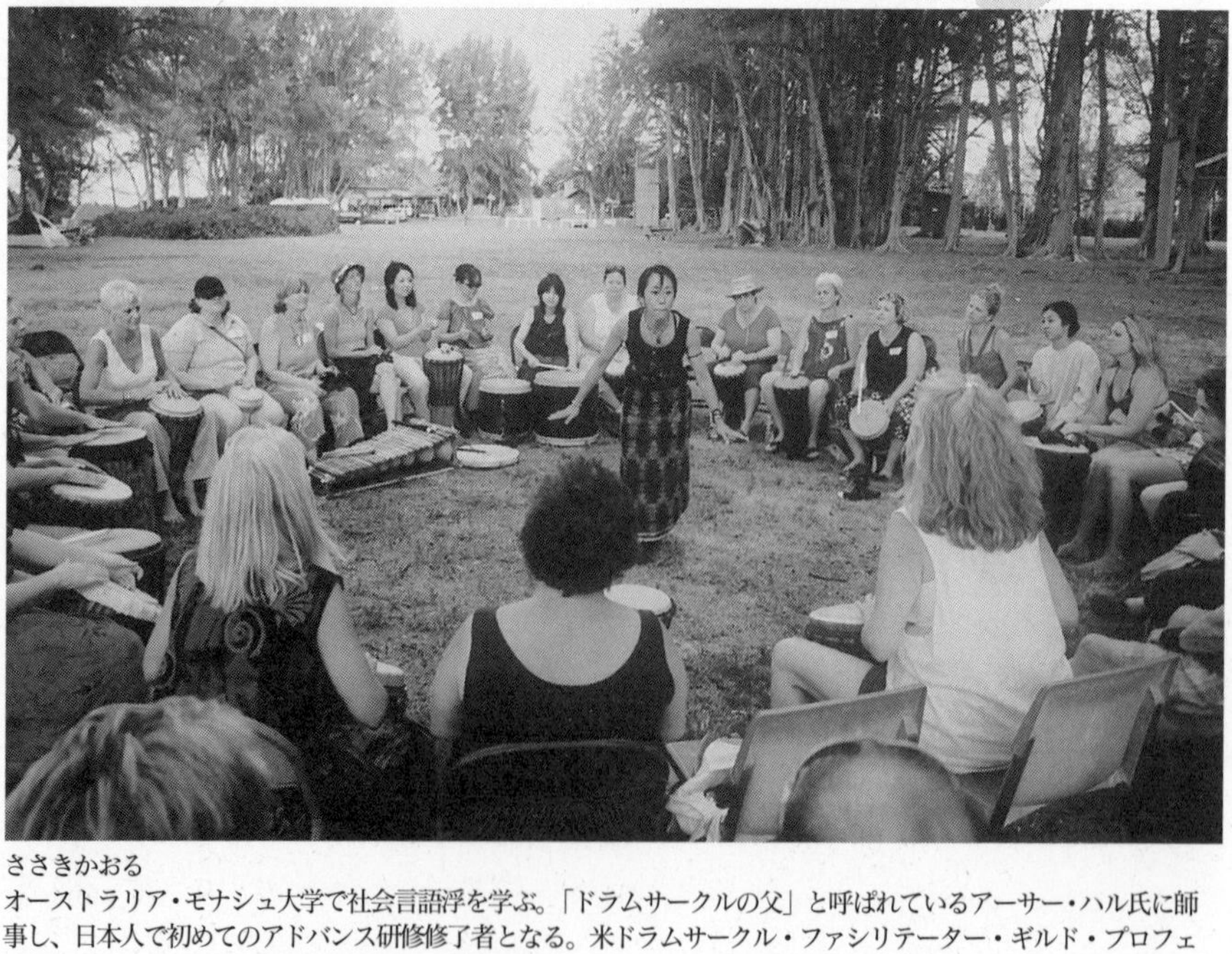

ささきかおる
オーストラリア・モナシュ大学で社会言語浮を学ぶ。「ドラムサークルの父」と呼ばれているアーサー・ハル氏に師事し、日本人で初めてのアドバンス研修修了者となる。米ドラムサークル・ファシリテーター・ギルド・プロフェッショナル会員。日本音楽療法学会会員。訳書に『ドラム・マジック～リズム宇宙への旅』（ミッキー・ハート著、工作舎）、『ドラミング～リズムで癒す心とからだ』（ロバート・ローレンス・フリードマン著、音楽之友社）、『ドラムサークル・スピリット』（アーサー・ハル著、ATM。著書に『海の気分で』（ディスカヴァー21)がある。

ドラム（打楽器）を叩くと不思議と気分が晴れてくる

私が、初めてドラムに出会ったのは15年以上前のことです。ニュージーランドの田舎の町で、まるで仲のいい友人のように、いつもボンゴを持ち歩いている青年がいました。ボンゴを楽しそうに叩いている彼の姿に惹《ひ》かれた私は、帰国してすぐボンゴを買いました。

元来ものすごいリズム音痴で、演奏法もまったくわからなかったのですが、その後不思議とドラム（打楽器）との縁が深まり、さまざまな打楽器の演奏家、打楽器教師たちと多くの時間を過ごすことになったのです。

数年前、心にダメージを受けた時にも、その回復期にしばらく遠ざかっていたドラムが助けになることを実感しました。

心が病んでいる時、人は大半の時間を過去や未来を思い煩《わずら》うことに費やしてしまいます。それを避ける最良の方法は、一時的に何かに没頭することです。それが私にとってはドラムでした。

生《なま》の打楽器演奏に触れるためセネガルへ

ドラムに出会った当時、ドラム・スピリットに関する『ドラムマジック』という本を翻訳するため、打楽器の盛んな地をこの目で見ようと、すぐブラジルに行きました。半年後には「アフリカンダンスとドラムを習うツアー」に参加して、アフリカのセネガルに行くことに…。

このセネガルで打楽器奏者でもある前のパートナーと再会したのです。何度かのセネガル行きを経て日本へもどり、１９９４年前後から、幼稚園を訪れたり、コンサートするなど打楽器漬けの生活が始まりました。

神様から与えられた数々の試練

生活が順調になりかけた矢先、一か月ほどの間に、私自身は婦人科系の病気でほぼ寝たきりになり、兄が突然自らの意志でこの世を去り、パートナーは精神的均衡をくずして行方不明同然になってしまいました。「神様は乗り越えられない試練はくれないと言うから」と笑うしかない、という状況に陥《おちい》ったのです。

それから一年くらい引きこもっていたのですが、家賃も払えず貯金も底を尽きました。

　その頃は、自ら打楽器を叩くどころか、パートナーを連想させるので音楽も聴けない状態でした。打楽器なんて一生触《さわ》らないでおこうと思っていたほどです。

ドラムサークルとの出会い

　その頃、東京の多摩地区で女性だけのバンドに参加している古い知り合いがいました。メンバーはみな私よりお姉さんなのですが、それが今やっているバンドなんです。彼女たちはすごく大人で、何のために一緒にドラムを叩《たた》くのかがはっきりしている人たちです。

　自分のエゴやあわよくばそれを職業にしてやろうと思っているのではなく、楽しいから、コミュニケーションしたいから叩いている。そんな仲間でした。彼女たちのところで久しぶりにドラムを叩いてみると、その1年前から、アルコールばかり飲んでご飯もほとんど食べていないので、体はボロボロで冷え切っていたのに、直後から3日間ぐらい体がほかほかと温まったのです。心も体も縮こまったままじーっとして、犬と暮らしていたのですが、スーッと力が抜けました。ましてやみんな安心できる仲間だったので、時々、練習に行くようになったのです。

　その頃、『ドラミング～リズムで癒す心とからだ』を翻訳することになりました。翻訳を通して、ドラムサークルという打楽器を使った活動のことを知り、「ドラムサークルの父」といわれるアーサー・ハル氏のアメリカの研修に参加し、強い衝撃を受けたのです。

　研修を終え、ドラムサークルファシリテーターの資格を得て、２００３年３月に打楽器を通じて社会への貢献を目指して設立したのが、「ＤＲＵＭＡＧＩＫドラムサークル研究会」です。

「ドラムサークルとは何ですか?」

　ドラムサークルの説明を求められた時、なかなかわかりやすく答えられないのですが、「世界各国の打楽器を使う即興演奏で、参加者全員が文字通りサークル（輪）になって自発的な音楽やリズムを楽しむ、新しいコミュニケーションの試み」とお答えしています。

私たちのスタイルでは、ファシリテーターというガイドが案内役を務めます。年齢、身体自由度、楽器経験、国籍などに関係なく、どなたでも気軽に、家族ぐるみで参加できる、その場限りの音楽です、とでも言いましょうか。

欧米ではすでに、学校、問題を抱える青少年、心理的・身体的問題を抱える人々、地域フェスティバル、医療現場、障害者・老人介護施設、企業のストレス管理やチームビルディング、会議やイベントのアトラクションなど、さまざまな場面で利用されています。

ドラムサークルをあえて直訳すれば、「輪状打楽器意志疎通」。表面的には音楽です。本質的にはコミュニケーションを通じたエンパワーメント（自分の本来の能力に気づき、生きることに自信をもつ）です。

日本人の多くは、知らない人と言葉を交わしたり、笑いかけたりすることはあまりありません。そこで、私たちの技術を使って参加者同士で、個人対個人、個人対集団、集団対集団のコミュニケーションをとると同時に、自由な自己表現をしてもらいます。

参加者に「どうにでも好きにしてください」と言ったら、「好きにしていいということがどういうことだかわからない」と言うんですよ。日本人は自己表現がうまくない方が多いのと、好きな時間に好きなことをするという経験をあまりしたことないので、好きにしていいということがどういうことかわからないのでしょう。だから、それが許されることを体験するのです。はじめは恐る恐るですが、自由な自己表現をしていると、いつの間にか人とコミュニケーションができている。

終わった時に、本人は何だかすごく楽しかった、物をぶったたいて、ストレスを発散したと思うでしょう。「コミュニケーションしたから達成感があって楽しかった」なんて思わずに。知らない間にコミュニケーションを成功させ

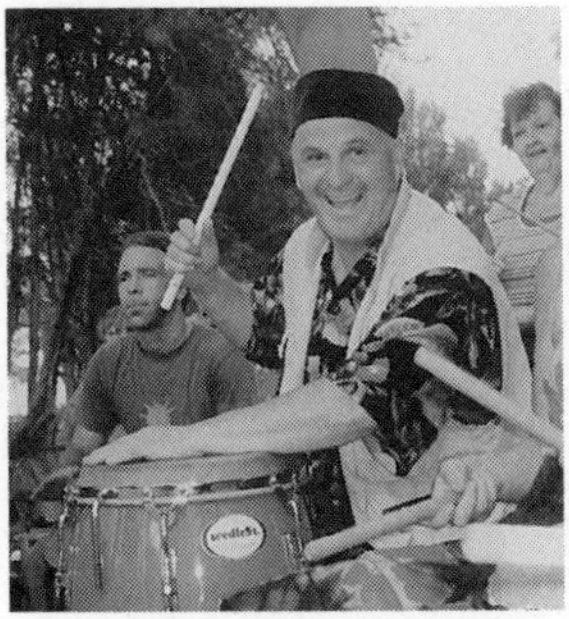

ドラムサークルによるコミュニティーづくりを提唱する、アメリカの「ドラムサークルの父」、アーサー・ハル氏。

るんです。その成功体験を自信のひとつとして次のステップに進んでくれたらうれしいですね。

参加者からエネルギーをもらう

私は、アメリカでの研修でもらった「分かち合う心」のようなものを小分けして手渡しているだけですが、そうしたら参加者の方がお返しをしてくださるのです。今は、それをまた集めて、また次の人にさしあげて、とグルグル循環させているだけです。とはいえ初めの頃は、場をコントロールしようとか、こう治してやろうなどと、力ずくでやっていたので、疲れていました。

　何より、円の中心に立つというのはキツイことなのですよ。音楽をやっている人にいろいろ聞きましたが、「対面型」のステージでのエネルギーのやり取りも相当疲れるようです。私の場合、輪になって四方八方の人と向き合うためよけい疲れてしまい悩んでいました。

　人づてに、瀬戸内寂聴《せとうちじゃくちょう》さんもそれに困っていたという話を聞いて少し心が軽くなりました。彼女は対面型でお話をされているのですが、自分のために仏教を実践したいのに、どの文献を読んでも人の役に立ちなさいと書いてあるから、渋々、講演会を開くと何千人もきてしまう。自分は立派でも何でもないから、嫌で嫌で仕方がないし、しかも、救われたいと思って参加している人にエネルギーを奪われるような気がしてヘトヘトになっていた、と。でもある時、「みんなのエネルギーがもらえるわ！」と思うことにしたら、絶好調になったというのです。私も、「それ、いただき」と思いました。

音で自分のこころがばれてしまう

　ドラムの音は、非常に深いところで、「自分はこういう人間なんだ」ということを相手に伝えます。相手は、それを聞いて返してくる。知らない間に深いコミュニケーションができるのです。私は、コミュニケーションに対する恐れや不安が社会の病の根元だと思っていますので、ドラムサークルを色々な方法で活用してほしいです。

　私の友人に音大で打楽器を学んでいた女の人がいます。彼女が、子どもを産んだのですが、スーパーマーケットなどで不自然で人工的な音楽がエンドレスでかかっているのを聴いて——スタジオミュージシャンがシンセサイザーで作った音楽なのですが——非常に気持ち悪い、あれを子どもの耳に入れたくない、と言うんですよ。

私も、自然界には、直線的でのピタッとした音はないので、そのような機械的リズムは、ある種の拷問《ごうもん》ではないかと思うのです。「同調化の法則（1665年、科学者ホイヘンスが発見）」により、あらゆる物質や生体は身近なリズムに同調してしまう性質を持っています。季節の移り変わり、太陽や月の運行、鳥の渡り、心拍、血流、血圧、細胞内の振動など、私たちの体は常に大小のリズムに囲まれて成り立っています。

心臓も血流も呼吸もゆらぎのあるリズムを刻んでいますし、日常生活のなかでもより自然なリズムにさらされることで、心身のバランスを取り戻すことができますから、機械的なリズムに影響を受けないわけがありません。

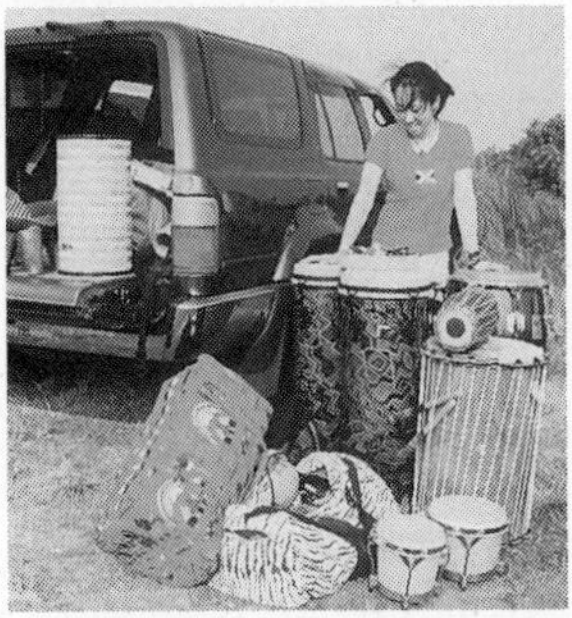
佐々木さんがドラムサークルで使用するドラム（打楽器）。大小様々で日頃使用しているものでも20種類以上ある。

ケアする人の調子がよくなる

今までの体験者で一番印象深いのは、先日もご一緒した25歳くらいの知的障害者の女の子のお母さんです。そのお母さんは、地味で上品な方で、娘さんはドラムが大好き。何度もお誘いして、やっと私のドラムサークルに来てくれました。そうしたらお母さんが、すごくイケてたんですよ。私はそういうメッセージを、言葉ではなくドラムを叩く行為で伝えます。いいリズムを叩いてくれました。

でも、お母さんは、私に会ったとたん、もう「謝罪モード」に入っているのです。娘さんが、「私、今日、マラカスやるー」って言ったら、「すいません、この子マラカス、マラカスって言っているけど、マラカスはなんだかわからないで言っているから気にしないでくださいね、お手数おかけしますから」と言うのです。

私は、小さい子や障害者、老人

の「親モード」を含めて、「ケアするモード」に入っている方には、基本的に全部その「縛《しば》り」を外してもらうことにしています。「ケアしている場合じゃありません、あなたもやってください」と。すると、お母さんも段々夢中になって叩くようになったのです。

そのお母さんは、常に「障害者の母」であり、夫が単身赴任をしているので留守を守る役まで1人で引き受けて、「自分自身を生きる」ことがなかったのです。私は、「日常生活のなかでドラムサークルの2時間だけでもいいから、あなた自身になってください」というメッセージを、言葉でなくドラムを叩く行為で伝えます。

そうしたら、娘さんの調子がとてもよくなりました。知的障害のある人は、強い緊張を感じたり暴れたりすることがあるのですが、身体的にも精神的にも安定した状態が続きました。ケアする人がラクになると、ケアされている人もすごく調子がよくなるんですね。

しかも、そのお母さんは、もう1人の健常者のお嬢さんに「今日なんかいいことあったの？　なんかすごく顔がウキウキして楽しそうよ」と言われたそうです。そうこうしているうちに、パートに出ると言い出したのです。「娘のために家にいなければならない」という思い込みが外れたようです。

社会のバリアフリー化のために

ドラムサークルの特徴についてもう少しお話しましょう。ドラム

●ドラムサークルで使われる様々な楽器

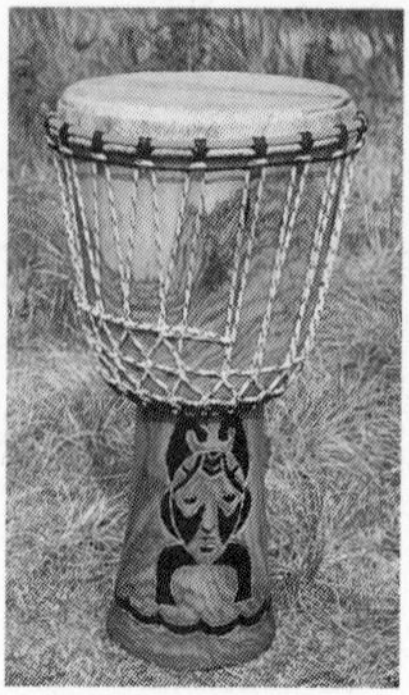

ジェンベ
西アフリカの太鼓。最近世界中で人気を得ている。

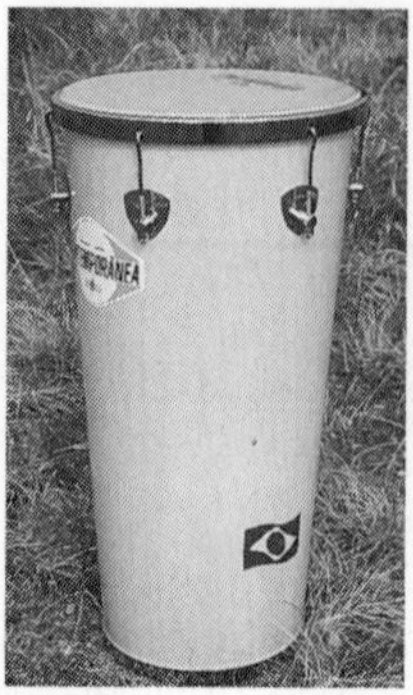

チンバ
ブラジルのサンバのルーツでもある、チンバラーダという音楽で使われる。

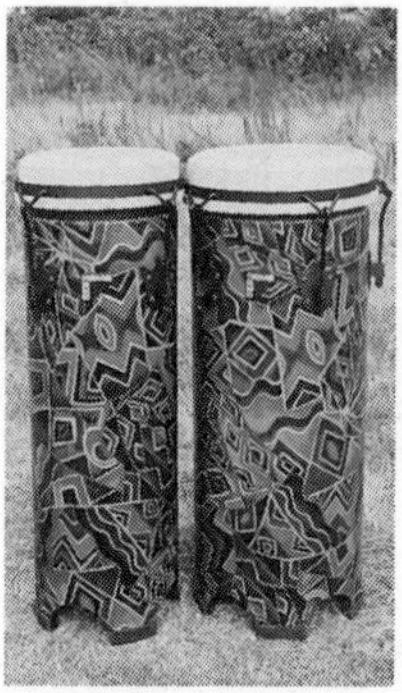

トゥーバーノ
コンガのような音がでます。

サークルのもっとも素晴らしい点は、健常者、障害者、高齢者、子ども、外国人などさまざまな人が、一緒に参加できる点です。実際に、ドラムサークル研究会が行うドラムサークルでは、ほとんどの場合、これらの人たちや、妊婦さんが参加しています。

楽器演奏経験の有無に関わらず、参加者全員が平等な立場で、しかも自然なかたちで「共同作業」を行うドラムサークルは、「心と社会のユニバーサルデザイン」の場だといえます。

また、人類は古今東西、集い、ドラムを叩き、歌をうたい、ダンスを踊って絆《きずな》を深め、冠婚葬祭をとり行い、収穫を祝い、自然を愛《め》で、神に祈ってきました。ですから、ドラムサークルは、人類がもともと行ってきた智恵の復活ともいえます。

ドラムサークルで利用する楽器の多くは、木や皮や食物繊維という天然繊維から作られています。ドラムサークル研究会で行うドラムサークルでも、化学製品でできたドラムよりも天然素材のドラムに人気が集まるのは、現代人は無意識のうちに自然に触れて安らぎを得たいという欲求を持っているからだと考えられます。

一緒に楽しめるのが最大の特徴

第4回日本音楽療法学会学術大会で、ドラムサークルについて報告する機会を得ました。神奈川県内の老人介護施設での入所身体障害者・精神障害者とデイケアの

●ドラムサークルで使われる様々な楽器

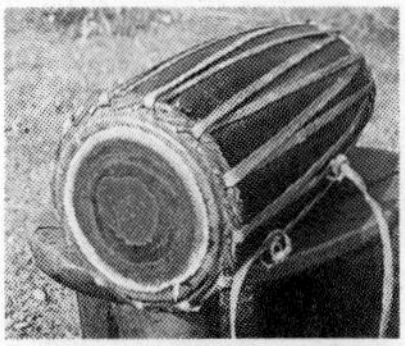

アジアの太鼓
インドやネパールで使われる太鼓

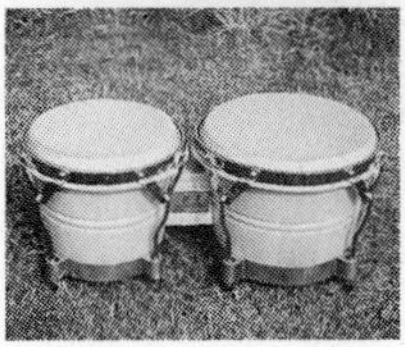

ボンゴ
日本でも一般に普及している小型のドラム。

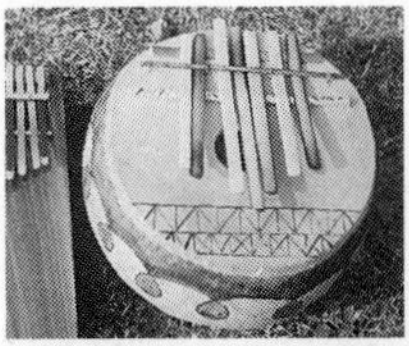

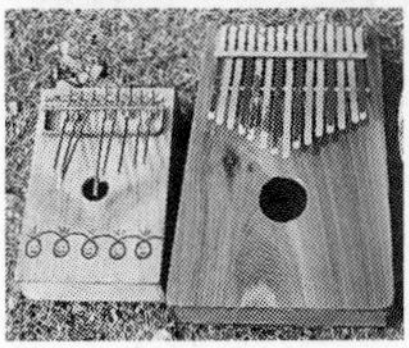

親指ピアノ
土台が竹や木でできていて、手で弾くピアノのような楽器。音階や音色もそれぞれ違う。

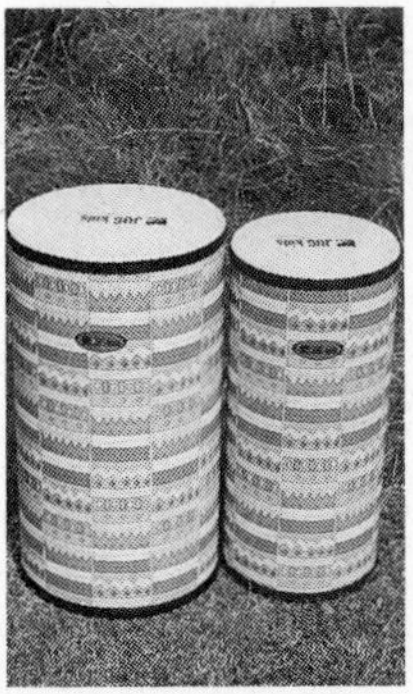

創作楽器
大、中、小といくつかの種類があるとてもカラフルなドラム。

方々を対象とした研究ですが、「当初は対象者の世話ばかりしていたスタッフが自ら参加して楽しむようになった」という社会環境的変化も考察しました。

　この施設で初めてドラムサークルをやった時、スタッフのみなさんは後からおじいさんの手を持って、「はい、先生の言うとおりしましょう」という、「ケアモード」なんですよ。そこで、「楽器はたくさんありますから一緒にやりましょう」と言ったんです。スタッフが楽しんで自らのストレスを発散することを、お年寄りたちも好ましく感じていました。

　スタッフ自らが参加して場を共有することにより、全員が元気になります。

　ドラムサークルは、ストレス発散、コミュニケーション能力の向上、絆《きずな》や一体感を作ること、自己表現、生きている実感を得ること、エクササイズ、ウエルネス（身体的・精神的病気の予防や調整に役立ち、前向きな姿勢で生活する）、エンパワーメントといったことに役立つと考えられています。

　また、欧米の一部医療機関では、リズムを利用したがんやパーキンソン病、ペインコントロール、各種心理的問題への取り組みが行われています。

　音楽療法との違いは、音楽療法は、高齢者、障害者、病気になった人を対象にしていますが、ドラムサークルは、これらの人はもちろん、それと同時に、さまざまな人が混ざって一緒に楽しむことができる画期的な音楽健康法だということです。

　もう動かないと思っていた高齢者の手足が動いたり、楽しい気持ちになること、そしてケアする人たちも一緒に楽しめることを、医療、福祉の現場の療法士さんたち、高齢者や障害者の家族の方たちにぜひ知ってほしいと思います。

（取材／高橋利直　文／清水直子）

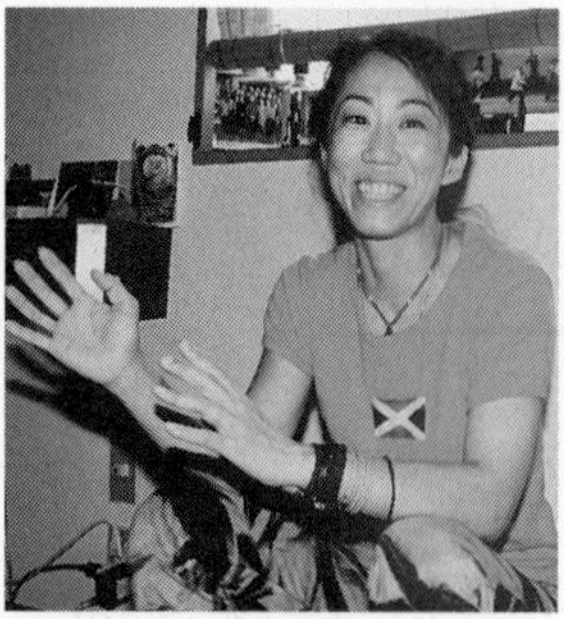

自身が癒されたドラムサークルを、もっと多くの人に体験して欲しいと語る佐々木さん。

特別企画

心の自然治癒力整理ノート「心と体のSOS」　構成／ほんの木編集部

「ストレス」「うつ」と心の自然治癒力

長引く経済低迷。ＩＴ化でのストレス。職場の人間関係、リストラ・失業、勝者と敗者、競争社会、今日の日本は何か変です。その上、不和や離婚、就職難、引きこもりなど家庭の中でもストレスが増えているといわれます。

暗いトンネルのような気分、確かにそれは人により、受け取る性格により、強くも弱くも感じられますが、自殺者の増加（2003年3万4427人と過去最高）、特に40代～50代、働き盛りの男性の経済苦が増加という現実には、心が痛みます。

今号では、ストレスや心の病気への予防と、少しでも回復に導く方法を、編集部でまとめました。ページに限りがあり、不十分な情報ですが、書店にたくさんの関連書がありますので、何か変だぞとお感じの方はそちらをご覧下さい。

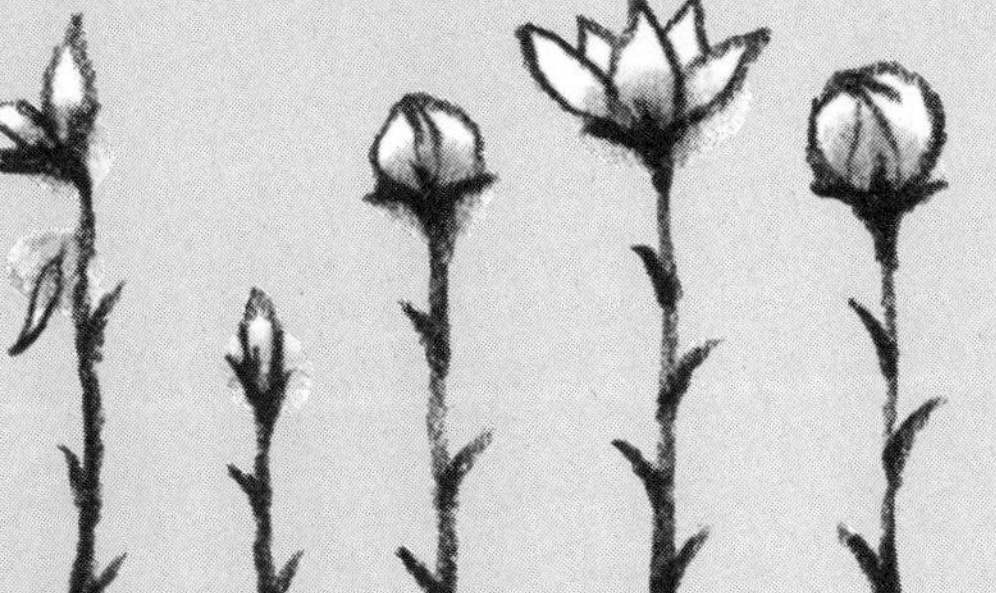

《参考文献》
『専門医がやさしく教える「心のストレス病」』河野友信著（ＰＨＰ研究所）、『治し方がよくわかる「心のストレス病」』竹之内敏著（幻冬舎）、『心の病気がよくわかる本』田中朱美著（小学館）『うつにならない食生活』高田明和著（角川書店）、『ストレスセラピー』生井隆明著（経済界）、『薬を使わずにうつを治す本』最上悠著（ＰＨＰ研究所）、『病状でわかるこころの病気百件』保崎秀夫監修（主婦の友社）、『免疫力を強くする厳選70の方法』星野泰三監修（実業之日本社）、『ボケない、キレない、忘れない、うつ病にも効く！』バリー・シアーズ著（現代書林）、『50歳からの元気な脳のつくり方』高田明和著（角川書店）

ストレスは誰にでもある

心と体は一体だ

ストレスは心と体のバランスを保持する上で、欠かすことのできない「生体に生じる変化」です。

　またストレスには必ず原因があり、その人の耐えられる限度を超えてしまうと、心や体に異常のサインが現れます。

　また、ストレスは、人によって感じ方に大小があり、厚生労働省の調査でも50％以上の人がある、と感じています。が、「ストレスはない」と思っている人でも実は何らかの無自覚なストレスがあると言われており、むしろ頑張ってしまう人ほど、ある日突然、異常が現れてまわりが驚かされることがあります。

　ストレスや心の悩みは今や、誰にでもあることであり、また理由も複雑にからみ合っている分、対処が大変になっています。

　原因となりそうな環境に自分を置かないことが重要ですが、回避できない理由もあります。また年齢によって背負うものもあり心の準備も大切です。

◆ストレスのタイプ

（1）急性のもの：人の死、天災、失職、事故など。

（2）慢性のもの：不和、いやな仕事、職場や回りの人間関係、単身赴任など。

◆年齢別、世代別ストレスの要因

（1）子供時代：親の愛情不足、両親の不和、厳しいしつけ、いじめ、放任など。

（2）青年時代：友人とのトラブル、学業、進学、恋愛、結婚、就職など。

（3）成年時代：転職、出世、社内対人関係、倒産、離婚、親との死別など。

（4）老齢時代：子の独立、配偶者との死別、経済不安、体力不安、病気、退職、近隣関係など。

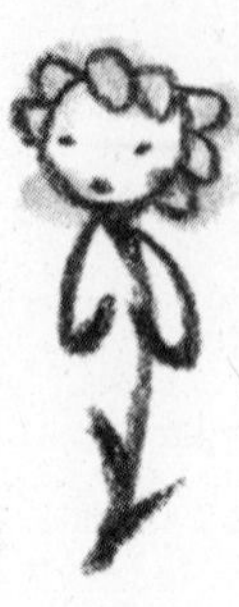

ストレスの原因は、大きく5つに分けられます。

(1)精神的ストレス	人間関係や失望、恐怖、怒り、欲求不満、不安など
(2)化学的ストレス	薬害、大気汚染、有害物質など
(3)物理的ストレス	騒音、温度、湿度、水害、地震など
(4)生理的ストレス	過労、睡眠不足、栄養不足、ウィルス、細菌など
(5)社会的ストレス	経済不安、戦争、政治不安定、ストーカーなど

こんな（ストレス）症候群ありませんか

ストレスを受けやすいタイプは?

ストレスによるダメージを大きく受けやすいのは、このようなタイプの人に多いのです。

（1）完全主義：責任感が強く、努力家。几帳面でまじめなタイプ。妥協をしない人。

（2）いやなことに「NO」と言えない、内向きでおとなしいタイプの人。

（3）人のミスに怒る人。頑固者。

（4）心配性の人。余計なことまで考えすぎる人。

がんを始め、生活習慣病といわれる、糖尿病、心臓病、高血圧、脳卒中などがストレスと強く結びついていることは、本書でおなじみの、新潟大学、安保徹先生の記事にも詳しくそのメカニズムが書かれています。

過食、肥満、喫煙、飲酒、睡眠不足、運動不足、不規則なライフスタイル、仕事のやり過ぎなどは、ストレスへの危険因子です。

ストレスがたまると自律神経系やホルモン（内分泌）系が乱れ、内臓の機能が低下し、免疫力もダウンするといわれています。

逆に、心の問題が体に表れることもあり、心と体の関係は脳の機能を通して一体です。

◆例えば、こんな症状、ありませんか?

胸痛、動悸、呼吸が苦しい、のどがかわく、食欲がない、胃痛、便秘、頻《ひん》尿《にょう》、生理不順、頭痛、めまい、のぼせ、ほてり、しびれ感、肩や首のこり、背中などの痛み、味覚の異常、嗅覚の異常、全身の疲れ、体重の減少、睡眠の障害。以上はご注意下さい。

◆例えば、こんな気分になってませんか?

疲れたなあ、会社（学校）に行きたくない。コンピューター不安&やりすぎ不安・依存。毎日お酒を欠かせない。飲み過ぎかなあ？ 朝、新聞に目を通すのがおっくうになった。愛するペットを失った、気分がうつになった。

……この他、

日曜夜に憂うつになる。転職をくり返す。仕事、子育て、家庭を完璧に。五月病。帰宅回避。燃えつき症候群。恋愛恐怖症。キッチンドリンカー。退職間近の将来設計への不安など。

どれもご注意下さい。

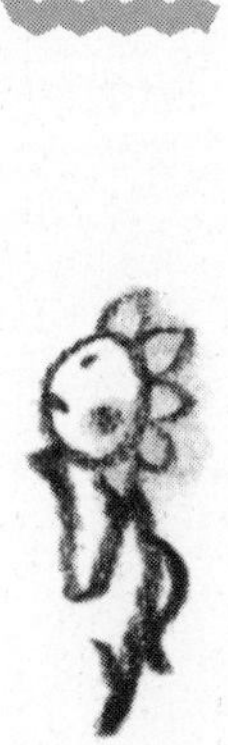

なぜストレスが病気を起こす?

どんな病気を併発?

私たちの複雑な競争社会では、ストレスは誰にでもあって当然です。また、適度なストレスは、自分自身への刺激であり、よりよい人生を送るための目標になることもあります。進歩、発展、努力の糧にもなりえます。

が、ストレスが続くと、心身ともに疲れ、病気を引き起こしかねません。ここが重要な分かれ道です。

疲れる、イライラする、肩がこるといった体調不良の時は警報を発している時期です。次に血圧、心臓や胃、血糖値などが悪化します。体がストレスと戦っている時期です。そして、集中、ふんばりができなくなり、物を忘れたり、心身症、うつ、神経症などの症状へと変化します。

ストレスが過剰になると、ストレス関連疾患という多種多様な病気を引き起こすといわれます。体の内部は一体、どのように変化して、病気を招くのでしょうか。

ストレスによる刺激は、大脳から視床下部というところに伝わり、神経系と内分泌（ホルモン系）へ回ります。

神経系の一つ、自律神経は体の様々な器官に働き、呼吸や血圧などを定常に保とうという役割を果たします。また、内分泌系は体のホルモンのバランスをやはり定常化しようと働きます。こうした定常化へと働くシステムを生体の恒常性（ホメオスタシス）といいます。（本誌、42頁、岩田弘敏先生の記事にもあります）

ところが当然のこととして、ストレスが恒常性を維持できないほど強いと、バランスを乱し、体にトラブルが発生します。また免疫力の低下へとつながります。食欲、性欲、気持ちの不安定にも大きな関わりが出ます。

前項のように、ストレスの受け止め方には個人差があり、性格、体質、経験、環境、価値観などによって発病に到らないケースもありえます。従って、外からのストレスの強弱のみでなく、内側のストレスへの予防や、カゼと同様に、かかったな、と思った時の手当て、対処の早さが大切になります。

◆主なストレスによる病気

胃潰瘍。十二指腸潰瘍。潰瘍性大腸炎。過呼吸症候群。偏頭痛。関節リウマチ。円形脱毛症。インポテンツ。神経症。不眠症。自立神経失調症。うつ状態。原発性緑内障など。これ以外にもたくさんあります。

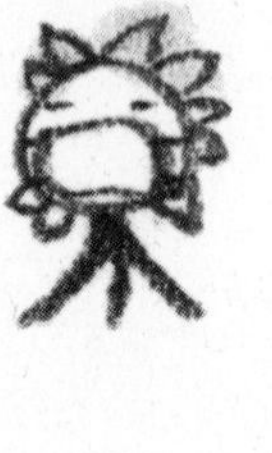

ストレスとどうつき合う?

ストレスを抱え込む人とは?

①物事を否定的に考える、判断する。
②緊張や興奮する性格。
③コンプレックスを人一倍感じる。
④答えを出せないイライラ感。知識の欠如。
⑤独断、ひとりよがり。利己的人格。
⑥心配性。考えすぎ。悪い結果を想像。
⑦成功・上昇意識過剰。

◆体のストレスを増大させるポイント

①睡眠不足。深夜族。
②怒りっぽい。交感神経優位が続く。
③栄養不足。栄養の片寄り。
④アルコール過多。消化器系の疲労。
⑤運動不足。血流不足。
⑥緊張・興奮系体質。リラックス下手。
⑦働きすぎ。交感神経緊張の連続。

◆自己&他者へのストレス診断

①いつもかぜ気味の感じがする。
②笑うことが少なくなった。
③食欲低下。何を食べてもまずい。
④身だしなみを気にしなくなった。
⑤以前より汗をかきやすい。
⑥手足が冷たい。
⑦ぼんやり気味。元気がない。
⑧口数が減っている。額が厳しい。

心と体のストレスの要因と、どううまくやってゆくか。適度なストレスにどうつき合うかを考えましょう。

ストレスに対する原因は以上のように、ある程度わかっています。ビジネスではありませんが、かくなる上はリスク・マネジメントをしながら、ストレスの存在を受け入れ、少しずつ減らしてゆきましょう。まず、自分のやれるものからです。例えば……。

①この件がトラブルになったら誰に相談しようと、あらかじめ決めておくと、心が落ち着きます。
②予定の中の優先順位を考えておきましょう。心のゆとりができるはず。
③身のまわり、ライフスタイルをシンプルに。スローに。
④朝ごはんをキチンと食べて、一日のスタートをゆとりを持って。
⑤歩く。ウォーキングです。リラックスの時間を持ちませんか。
⑥世の中にはもっと大変な人が多勢いる。この程度の悩みは当たり前と思う。

などなど、ストレスと休みなく対決するのでなく、ゆったり長くおつき合い、という少し軽い心で望みましょう。その瞬間にストレスが減ります。

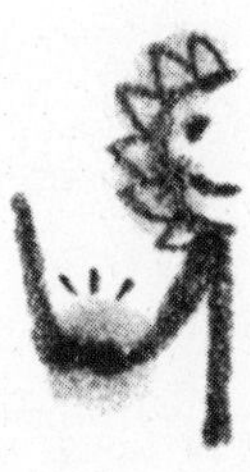

神経症と心身症って?

神経症って何?

ストレスは、神経症のもとになる不安や恐怖の感情をコントロールする機能を低下させるといわれています。ではその、神経症とは何でしょうか。

　神経症とは、不安をともなった心理的葛藤が影響して、心身に様々な症状を引き起こす病気です。落ち込んだ気分、不安感などが一晩、あるいは1〜2週間たってもなくならず、ずっと続く症状です。社会活動や日常活動にも影響を及ぼします。

　完全な発症理由はわかっていませんが、ストレスを含む、自律神経の不安定性や、育った環境、性格など複合的要因が重なった中から発症すると考えられます。

　ストレス要因と同じく、かかりやすい性格として、几帳面、神経質、こまやか、気にしやすい、完全主義、依存心が強い、などが特徴です。不満や葛藤を自分でうまく処理、コントロールしにくい人は、一般的に神経症にかかりやすいといわれます。

「不安神経症」「恐怖症」「強迫神経症」「心気症」「抑うつ神経症」にタイプ分類ができます。脳には不安をコントロールする機構が備わっていますが、神経症にかかった人の場合、その働きが弱いことが報告されているそうです。

　パニック障害も神経症の一つですが、ストレスが原因で起こる病気が日常くり返す場合は、専門医に相談をして下さい。

心身症って何?

心が原因で起こる心の病気を神経症とするなら、心身症は、心が原因で起こる体の病気といえます。

　例えばストレスが原因で胃潰瘍《いかいよう》になったケースがそれです。

　そして病名はこの場合、心身症でなく、胃潰瘍なのです。が、処方としては胃の問題と同時に、ストレス対処を行わなければ、再発防止になりにくいわけです。

　心身症として配慮が必要な病気は、非常に広範囲で、代表的なものとして、胃・十二指腸潰瘍、気管支ぜんそく、アトピー性皮膚炎、過敏性腸症候群、本態性高血圧症、関節リウマチなどがあります。

　発症メカニズムではストレスから症状が始まり、体に現れたケースを心身症といいます。

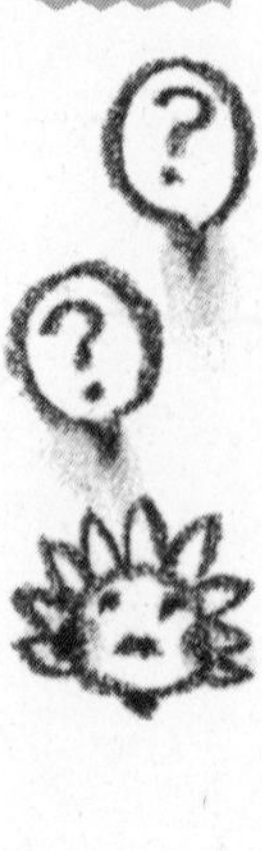

うつ病のサイン

うつ病は心のカゼともいわれ、誰もがかかる心の病気です。日本では、一説によると約３００万人がうつ病患者といわれますが、治療によって治る病気ですから、早く気づいて対応することが大切です。

日本人はそもそもうつ病になりやすい条件を備えている、という説があります。

小さな島国の中で精神的抑圧を受けやすく、緊張しやすい傾向にあり、なにごとも生真面目に取り組む気質が、ストレスから「うつ」に進みやすい条件になっている、とのことです。そこに、多様なストレス要因となる現代社会の環境が重なり、うつ病の増加を招いていると考えられるのです。従って、身体症状が前面にあらわれた軽症のうつ病が多いといわれます。

◆うつ病の症状

最も基本的な症状は、「憂うつ、もの悲しさ、気分が重い、沈む、悲観的、自分を責める、イラつく」などが特徴といわれます。これらが一過性でなく、長く続く場合は、うつ病の可能性が高くなります。

表情が暗く、しゃべり方や動作がゆったりし、いら立ち、攻撃性などが現れるケースもあります。意欲低下もうつ病の特徴です。新聞やテレビを見たりするのもおっくうで、仕事の集中、能率も落ちていきます。

また睡眠障害が必ず現れ、寝付けない、夜中に何度も目が覚める、朝の目覚めがよくない、といった症状が出ます。食欲もなくなりがちです。このため、体重低下が出る場合があります。

最悪の場合は、追いつめられ、精神的につらくなり、自殺を意識する、という症状にもなりかねません。様々なストレスの要因から、うつ病へと到り、自殺を意識するという事態は、どうしても心が痛みます。

まわりの方々の気配りや注意にも限界があるかもしれません。早めに専門医を訪れ、より適切な診断を受け、治療に向かうことをおすすめしたいと思います。

なお、現在有力な説として、脳の神経伝達物資のひとつであるセロトニンの欠乏がうつ病に関係していると指摘されています。そのセロトニンはトリプトファンというアミノ酸からでき、私たちの体で作れません。肉、大豆、魚（フィッシュオイル＝ＥＰＡ、ＤＨＡ）玉子、牛乳、バナナ、アーモンドなどから摂取できます。

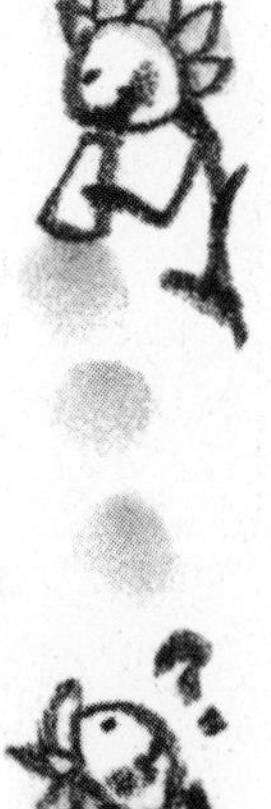

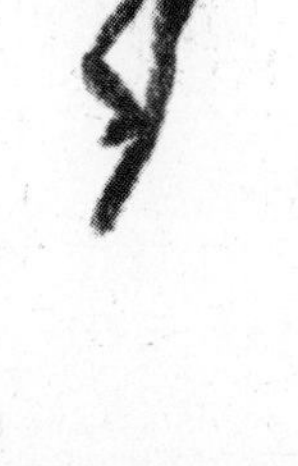

ストレスの予防と回復法

心と体のストレスを減らす

ストレスや「うつ」を、薬や専門医にたよらずに予防したり、癒したりできないのでしょうか。本号『自然治癒力を高める連続講座』で記事となっている、園芸療法やドラムサークル、あるいはストレス・うつを治す気功、ホメオパシー、五感健康法、笑いの効用、心の治癒力、そしてシュタイナーの癒しの力など、ご参考になれば幸いです。

方法論としては、今号に掲載できなかったもっと多くの療法やノウハウがありますので、このコーナーでは、それらを簡単にまとめてみたいと思います。但し、あれもこれもと試してみても、だから効果あり、とは必ずしもなりにくいと考えられます。自分に合った、あるいはやってみたい、長く続けられそうなプログラムに出会えるよう、こちらの情報も参考にしていただければと思います。

それぞれ詳しい情報は書店、図書館などの専門の出版物などから入手されるようにお願い致します。

ストレスを減らす工夫

(1) 人間社会はストレスと隣り合わせです。逃げられるストレスは、逃げましょう。仕事や役目を背負いすぎない。時にはNOと言う勇気を。

(2) 疲れた時は休みませんか。体と心に素直に。

(3) メモにする、書いて記録し、頭の中にメモを持ち込まないこと。

(4) 仕事、学校以外の友人を持とう。

(5) 家に引きこもらない。外を散歩。

(6) 自転車で、季節の風景や風を感じるのも心が晴れます。

(7) 子供、経済力などで他人と比べない。

(8) ストレスはあって当たり前。

(9) ストレス発散の自分流のやり方を見つける。副交感神経を優位に。

スポーツ、お酒、カラオケ、ゲーム、旅、趣味、映画、園芸、絵を描く・観る。ヨガや整体、太極拳などもおすすめです。

(10) 生活のリズムを一定に。早起きがベスト。夜も早く寝床に。

(11) 睡眠を十分に。体を温める。

(12) 入浴でリラックス。漢方入浴剤やアロマでさらにリラックス。

(13) 音楽で癒される。

(14) 腹式呼吸で体の緊張がとれます。まずは長くゆっくり吐く。

(15) 笑う門には福来たる。笑いましょう。

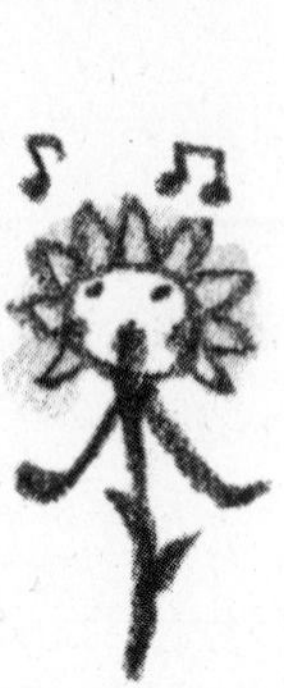

ストレスとうつ回復法

「うつ」になりにくい食生活

『「うつ」にならない食生活』という本があります。著者は浜松医科大学名誉教授の高田明和先生（角川書店）。

長くなりますが、この本で先生は、こう述べています。

「私たちの心の状態は私たちの脳で決められています。その脳にとってブドウ糖、脂肪、タンパク質は欠かせない栄養源です。脳は体重の2%くらいしかないのに、ブドウ糖を全体の20%も使っています。脳はブドウ糖以外をエネルギーとして用いることができないからです。さらに脳にとって大事なのは、肉を摂取することです。肉（大豆タンパクも）の中に含まれるトリプトファンは私たちの体で作ることができません。どうしても食べ物で摂る必要があるわけです。このトリプトファンは脳内でセロトニンという物質になります。これが精神の安定をもたらし、うつを防ぐ脳内物質です。但し、消化されたトリプトファンは血液で脳に送られ、その脳に入るときブドウ糖が必要です。ブドウ糖がないと、トリプトファンは脳に入らず、セロトニンはできなくなります」。

またあとがきで、こうも述べています。

「現在、自殺する人は年間3万人以上います。うつ病の患者は、この１００倍。つまり３００万人以上いるといわれています。このかなりの人は脳の栄養不足、つまりトリプトファンとブドウ糖の摂取が少ないためにうつ病にかかっている可能性もあります」。

引きこもり問題にも言及し、約２００万人以上、不登校は13万人以上。医学的に、引きこもりが不安神経症のうち社会恐怖症という異常に分類されていること、そこで脳に栄養を与えることにより、自殺者を少しでも救い、引きこもりの社会復帰や、学校に戻ることが可能になるという見解も。

私たちは「自然治癒力を高める」ために、創刊号以来、肉食よりも玄米や魚（ＥＰＡ、ＤＨＡのフィッシュオイルもセロトニンをふやします。日本人の魚摂取の減少が、うつ症状や集中力欠如の増加に関係しているという説もあります）、野菜を中心に、という提案をしてきました。が、肉食（大豆の代用もあるが、摂取量がどうしても少なくなるとのこと）も「うつ」傾向の場合は、摂取すべきかもしれません。また、生活習慣病に気を使いすぎないことも重要とのことです。

「ストレス、うつと自然治癒力」

ストレスやうつ症状の回復法

安保徹先生の理論による「副交感神経優位型」の生活。そのための処方。五感健康法、岩田弘敏先生の自律神経系・ホルモン系・免疫系の恒常性維持論。そのための五感から取り入れる色々な処方。どれもがやってみたくなるものばかりです。そんな中で、編集部では以下の実践おすすめメニューを選んでみました。

◆**運動系**：ウォーキング、ランニング（脈拍数1分間120回以下での）、手・足のグルグル運動、太極拳、ハイキング、サイクリング

◆**体の手入れ系**：整体、リフレクソロジー、アロマテラピー、鍼灸、ヨガ、カイロプラクティック、指圧、マッサージ、あんま、気功、背骨ゆらし

◆**生活習慣系**：朝の日光浴、お風呂、温泉、薬湯、ハーブ

◆**治療系**：音楽療法、ホメオパシー、フラワーレメディー、アーユルヴェーダ、瞑想、イメージ療法、ヒーリング

◆**健康系**：野菜、果物、玄米、米ヌカ（コウジ菌）、黒酢

◆**自然系**：森林浴、園芸療法

◆**動物系**：ペット

◆**生活系**：照明、15分の昼寝

　お好きな方法を発見して、ストレス回復に役立てて下さい。心と体の両面からのアプローチが、ストレスやうつを克服するためのよりよい方法です。

「うつ」をもう少し理解する

　人として模範的な性格の人ほど、うつにかかりやすい傾向があると考えられますが、何といっても、うつ病の発症は、環境、生活態度など、その人特有の要因が影響しているとのこと。「うつ病は遺伝病」か、という点についてつけ加えますと、『心の病気がよくわかる本』（東京女子医科大学精神神経科教授　田中朱美著）には誤解である、とも書かれています。その人の素因が関係はするが、すべてのある性格の人が、うつ病になることはないので、むしろその人の外的要因が関与している、とのこと。遺伝的因子が例えあっても、予防は十分に可能です。

　もうひとつ、老年期のうつ病についても、老化の影響や、様々な病気がきっかけで、うつ症状が出たり、退職、親しい家族の死や健康への不安、経済苦などから、うつに陥りやすいので、十分にご注意下さい。

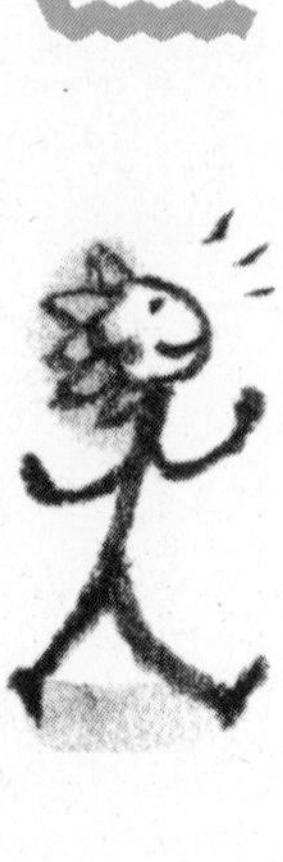

もしもの時には…

心の病気かな？　と思ったら

心の病気かな？　病院に行ってみようかな、と思った時、さてどこへ行ったら、どうしたらよいでしょう。

◆**心療内科**：１９９６年から認められました。主に心身症にかかった人を対象とした治療を行います。体の病気の治療と同時に、患者の心理的背景に配慮した内科です。

◆**精神科**：心の病気のすべてを対象としています。神経症、躁《そう》うつ病、統合失調症、心身症など、すべて、心の病気の診断と治療を行います。

◆**神経科、神経精神科、精神神経科**：基本的に精神科と同じと考えて下さい。

◆**神経内科**：主に大脳や脊髄、末梢神経などに関連する病気を対象とする科です。脳出血、脳梗塞《こうそく》、脳の炎症などがそれです。

受診をしようと考える際、一度、かかりつけの医者に、体調や心の調子を診てもらってはどうでしょうか。検査や診断の結果、異常が見られないにも関わらず、依然として体調が思わしくない場合に、精神科を受診されるほうがよいかと思います。

職場・家族・友人・まわりの方が、気づいたら、「頑張り」を強いず、やんわり受け止めてご本人を見守りましょう。

この他、鍼灸、気功など東洋医学系の効果や代替療法もあります。書店にたくさんガイド本があります。

その他の心の病気

神経症、心身症、うつ病のほか、どのような心の病気があるのでしょうか。

（１）躁うつ病（双極性障害）：高揚とうつの繰り返し。

（２）統合失調症：幻覚、妄想を伴う。精神分裂病を２００２年名称変更。精神のまとまりを欠いた症状のこと。

（３）人格障害：大多数の人びととは違った反応や行動を示し、本人や周囲が苦しむケース。

（４）摂食障害と睡眠障害。

（５）女性の心の病気：生理前や出産時、更年期障害に関する心身の不調。

（６）老年期の心の病気。

（７）子どもの心の病気：アスペルガー症候群、ＬＤ（学習障害）、ＡＤＨＤ（注意欠陥・多動性障害）、習癖《へき》（指しゃぶり、爪かみ、抜毛癖、夜尿、吃《きつ》音《おん》、チック症）、子どもの統合失調症、うつ病、躁うつ症。

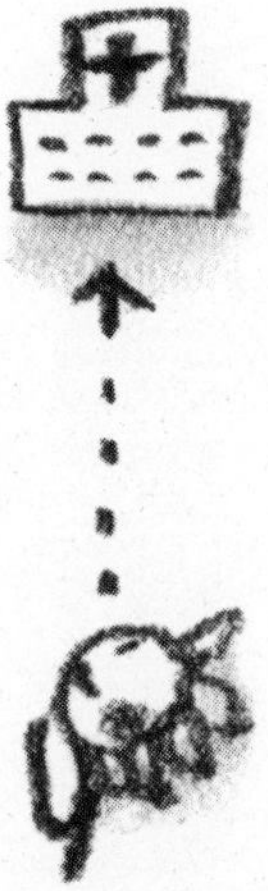

私の体験談 （ほんの木　編集担当）

このページを担当した私自身の経験談を最後のまとめとして書き添えます。私自身、ストレスから「うつ」（と後日、経験者に指摘された）、そして軽パニック障害へ。うつ病一歩手前だったのかもしれません。その実話です。

1991年から1992年にかけ、小社「ほんの木」は経済危機になり（今もですが）知人の土地担保を受け、銀行から資金（私の能力では一生かかっても返済できないくらい）を借り、出版事業以外に活路を見出すため、「芳泉」（漢方入浴剤）、「長寿元」（漢方土壌改良剤）の開発・販路開拓に投入しました。が、売れずにズルズルと経過し、1992年6月～9月は、銀行返済に滞り、ビールの量が増え、夜は寝つけず、朝早く目が覚め、昼は疲れ、新聞も読めず、の状況が続きました。唯一、園芸もどきの土いじりや、絵手紙を描いている時、小さかった子どもたちの寝姿を見ている時間だけが、安らぎ、という有り様でした。

その後、地下鉄で通勤中に不安に襲われ、電車がトンネル内で止まったりすると、心臓がドキドキし、あせりと冷や汗が出、次の駅で下車せざるを得ない症状となり、エレベーターすら乗りたくない事態となっていました。明らかに今思うとパニック障害でした。私の考えた克服法は、車内を見回し、小さな子や老人、自分より弱い人々を、何かあったら守ってあげようとイメージすること。これでずい分助かり、それとストレスの原因の解消でほぼ完治しました。

原因解消とは、その年9月末、奇跡としか言いようのない幸運にめぐり合い、TBS系の朝の情報テレビ番組に「芳泉」「長寿元」がオンエアされ、商品が大ヒットとなったこと。特に「芳泉」は、体を温め、血行促進にすぐれている点が全国的に認められ、銀行への借り入れを完済するのに1年半かかりましたが終えることができ、いつの間にか、心身症もパニック障害もなくなりました。今日、多くの事業者、経営者が私と同じような金銭苦の体験をされていると思います。

自殺者の急増、中高年、特に男性の増加が著しいと言われます。ストレス、うつから始まり回復にご苦労される方もたくさんいらっしゃいます。何とかならないか！　私たちの出版で何かできないか、そんな気持ちから、また、ストレスを持った人々や心の悩みに苦しむ人への応援を込めて、今号の特集を組んだ次第です。

ほんの木／柴田敬三

「ストレス・うつ」おすすめ本コーナー

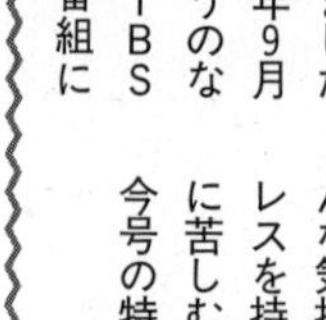

『心のストレス病』

河野友信著　PHP研究所
定価1260円（税別）

ストレス、うつ関連の本はどれもよくできてますが、この本は専門医がやさしく教える、とだけあって、わかりやすい一冊です。全体の理解と対処をするにはもってこいです。

『心の病気がよくわかる本』

田中朱美著　小学館
定価1200円（税別）

ストレスと心の病気、神経症、心身症、うつ病、その他の心の病気についてなど、専門的見地からわかりやすく書かれています。東洋医学からのアプローチがあるのもうれしい本です。

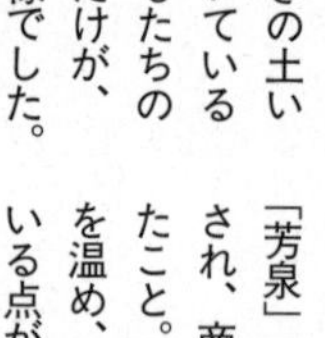

エッセイ

p. 108 大村祐子 Yuko Omura
（ひびきの村ミカエル・カレッジ代表）

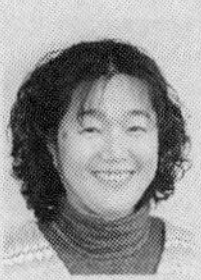

人は生きる意味を知った時、癒される

米国カリフォルニア州サクラメントのルドルフ・シュタイナー・カレッジの教員養成、ゲーテの科学・芸術コースで学ぶ。1996年北海道伊達市でシュタイナー思想を実践する「ひびきの村」をスタート。ミカエル・カレッジ代表。

p. 118 はせくらみゆき Miyuki Hasekura
（アートセラピスト。本書カバーイラスト作者。）

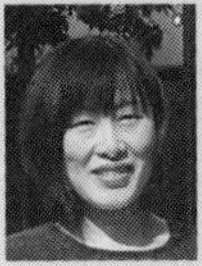

心を空っぽにする方法

アロマテラピーのインストラクター。癒し、自然流をテーマにアート、創作活動を展開中。著書に『試して選んだ自然流子育てガイド』（ほんの木）がある。書籍『子どもたちの幸せな未来』（ほんの木）でも連載執筆中。

p. 128 南研子 Kenko Minami
（熱帯森林保護団体代表）

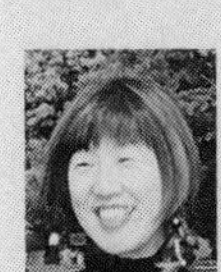

「アマゾン、インディオからの癒し 連載 第5回」
亡くなったインディオへの鎮魂の旅

女子美術大学卒業。1989年熱帯森林保護団体を設立。ブラジルでの1992年世界先住民族会議を機に2004年まで計19回アマゾンで先住民と共に暮らし支援活動を展開。著書は『アマゾン、インディオからの伝言』（ほんの木）。

p. 136 小川康 Yasushi Ogawa
（チベット医学暦法大学生・薬剤師）

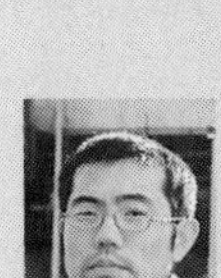

「チベット医学童話 連載 第5回」
「タナトゥク」インド・ダラムサラより

東北大学薬学部卒業。薬剤師。薬草会社等に勤務後。1999年よりインド・ダラムサラにてチベット語・医学の勉強に取り組む。2000年メンツィーカン受験、チベット人以外の初の外国人として合格。チベット医学暦法大学生。

特別寄稿　希望と勇気を持つために

人は生きる意味を知った時、癒される

大村祐子
（ひびきの村ミカエル・カレッジ代表）

北海道伊達市の「ひびきの村ミカエル・カレッジ」で、人智学（シュタイナー思想）を共に学び、自らも実践している大村さんと、そこで学ぶ仲間が、癒されつつ生きているという実体験から、「人は生きる意味を知った時、はじめて真に癒され生きる希望と勇気を持てるのだ」と確信を持って語る大村さん。昨今の日本の自殺者増大に危惧して寄稿をいただいた。

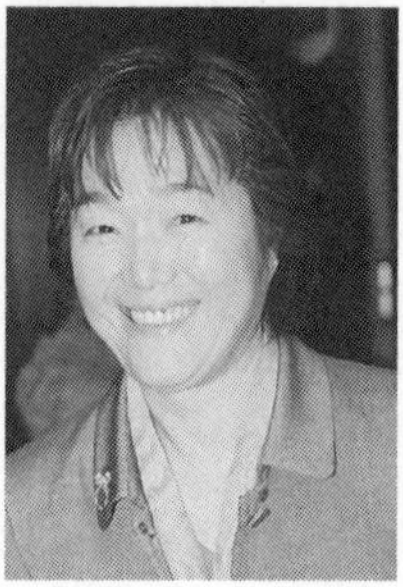

おおむらゆうこ
1987年米国カリフォルニア州サクラメントにあるルドルフ・シュタイナー・カレッジの教員養成、ゲーテの科学・芸術コースで学ぶ。1996年に北海道伊達市でシュタイナー思想を実践する「ひびきの村」をスタート。「ひびきの村」ミカエル・カレッジ代表。著書に『わたしの話を聞いてくれますか』、『シュタイナーに学ぶ通信講座１・２・３期』、『昨日に聞けば明日が見える』（共にほんの木）等がある。

自殺者が3万4427人！

わたしが住んでいる北海道伊達市には3万6207人（2004年9月30日現在）が暮らしています。生まれたばかりの赤ん坊から、幼児、少年、少女、青年、壮年、そしてお年寄り――家族と共に、世話をしてくれる人と一緒に、あるいは独りで、それぞれの人生を生きています。

幸せな時をすごしている人もいるでしょうし、不幸せだと感じている人もいるでしょう。自分は実に不運だと嘆《なげ》いている人もいるかもしれません。また幸運を感謝し、歓びに満たされた人生を送っている人もいることでしょう。

皆さまはご存じでしょうか？この町に暮らす人とほぼ同じ３万４４２７人もの人が、昨年１年間に、自らの生命を断ってこの日本に存在しなくなってしまったということを。それはつまり、３万４４２７人の人が暮らす町が１年の間にそっくり日本から消えてしまったということなのです。

――わたしが住んでいる伊達市と同じ数だけの人が、自らの寿命を全うすることなく、日本から、この地上からいなくなってしまった。それは、この町がそっくりなくなってしまったのと同じことなのだ――それは、実に大きな衝撃でした。

わたしが仕事をしている人智学（シュタイナー思想）共同体「ひびきの村」のミカエル・カレッジは、伊達市を見渡す丘の上にあります。わたしは毎朝出勤すると事務所のカーテンをあけ、町を見渡しながらこう祈ります。「この町で暮らす３万６２０７人の人が今日も新しい朝を迎えました。そのすべての人が今日１日、希望をもって生きることができますように。そしてそれぞれがそれぞれの課題に取り組み、その課題を果たすことができますように」と。それなのに――１日に１００人ずつ町から人が消え、１年経ったある日、カーテンをあけると町で暮らしていたすべての人が消えていなくなってしまっていた。ということが日本で起きていたのだ。しかも、わたしはそのことにまったく気が付きもしなかったのだ！

――昨年１年の間に３万４４２７もの人が自ら生命を断った――ということを知って以来、わたしは事務所のカーテンを開け、町を見渡すたびに――この町に暮らす人と同じ数の人が、１年の間にこの地上から消えてしまった。日本の中からこの町がそっくり消えるということと同じことが起きたのだ――という思いを抱かずにいられなくなりました。これからも、伊達市と同じ数の人が暮らしてい

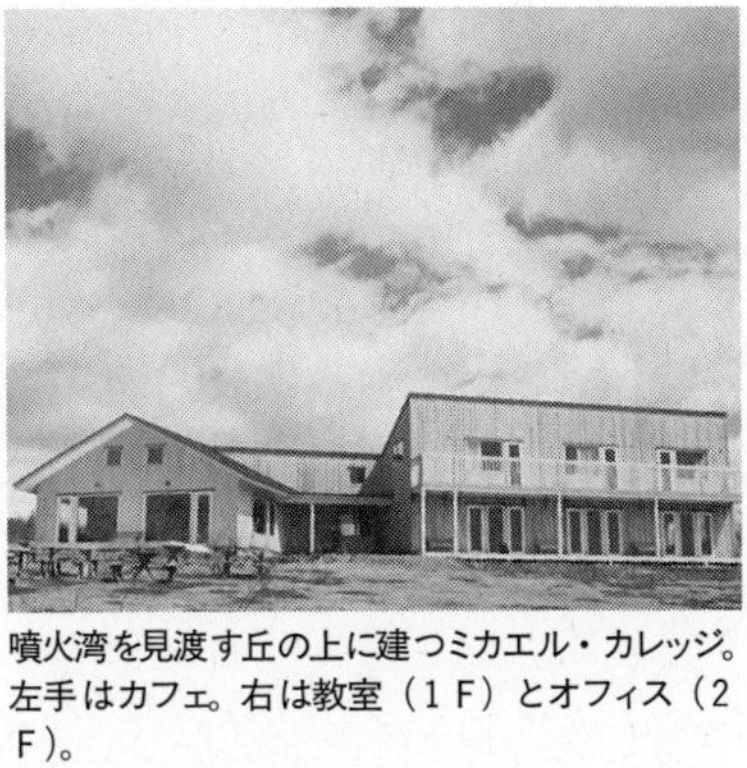

噴火湾を見渡す丘の上に建つミカエル・カレッジ。左手はカフェ。右は教室（１Ｆ）とオフィス（２Ｆ）。

る町が、毎年毎年日本から消えてゆくのでしょうか？　自ら生命を断つことによって――。

「人はどんな時、自ら生命を断とうとするのか？」――今改めて、考えています。

人はどんな時、自ら死を選ぶのか？

「人はだれでも希望を持って生きている。希望こそが生き続けるための最大の力である。だから希望を失った時、人は自らの生命を断とうとするのだ」。そして「希望とは、自分自身が人に、社会に、世界に必要とされていると感じた時、自らの内に生まれる」――わたしは長い間そう考えていました。

　人は愛する人を失った時、もうわたしを必要としていた人がいなくなってしまったと感じて希望を失います。人は友人に裏切られた時、また人の信頼を失った時、彼らに必要とされなくなったことを知って希望を失います。解雇された時、職場にとって不必要な存在になってしまったと感じ、希望を失います。人は健康を失った時、才能を、力を失った時、もはや世界のために用立たない人間なのだと考え、希望を失います。人はさまざまなものを失います。失う「もの」は異なっても、「失う」ことすべてが「世界は自分を必要としなくなった」ことを意味していると考え、そうして人は「生きる希望を失ってしまう」のでしょう。

　多くの人はいつも希望を持って生きよう、希望をもって生きていたいと願っています。それはまた同時に、「他者に必要とされる」という「希望」を失うことによって「生きる意味」を失い、自ら生命を断つことをも引き起こすことになるのです。けれど、本当に「他者に必要とされる」「世界に用立つ」ことが人生の意味なのでしょうか？　いえ、「そうではない」と、わたしは今考えています。

　今わたしは59歳です。59年もの長い時を生きている間には、「死にたい！　死のう！」と強く願ったことが何度かありました。あちらの世界へ渡る橋を殆《ほとん》ど渡り切るような体験をしたのは30代のはじめ。それはわたしが「愛する人に必要とされていない」と分かった時でした。

　その時わたしには二人の息子がいました。彼らは世界中のだれよりもわたしを必要としていました。もし、「他者に必要とされることによって、人は生きる希望を持つことができる」ということが真実であるなら、たとえ愛する人に必要とされなくなったとしても、世界中の誰よりもわたしを必要としている二人の息子がいるわたしは、それを希望として生き続けることができたはずです。

　けれど、彼らに必要とされていることが、わたしの生きる希望や力にはなり得ませんでした。わたしは息子たちのことを思って死ぬことを思いとどまろうとはしなかったのです。あれほどわたしを必要としていた息子たちがいたにも関わらず、わたしは生きる希望を失っていました。

　そんなわたしが辛うじて生き延びることができたのは、どうして？――「わたしが今此処《ここ》にこうしている訳を知りたい」「わたしが生まれてきた意味を知りたい」「なんのために生きているのか、その目的を知りたい」――その思いこそが、わたしに生き続ける力を与えたのでした。わたしは生きている意味を心底知りたいと願い、その強い願いによって生き続けることができました。

　わたしは自らの体験から「人に必要とされること」が「生きる希望になり」それが「生きる意味であり得る」ということに、得心《とくしん》がいきませんでした。さまざまな事情、さまざまな状況、環境の違いはあっても、自らの存在が他者に必要とされていないと感じた時、人は生きる希望を失い、死を強く望みます。わたしはわたし自身の体験から、それが事実であると言うことを知っています。けれど同時に、それは決して真実ではないということも自らの体験から知ったのでした。

「自らの存在を他者に必要とされていないと感じる時、人は希望を失い、生命を断とうとする」ことは、人が自らに依《よ》って生きていないから。自らの人生を自らのために生きていないからだ。「人に

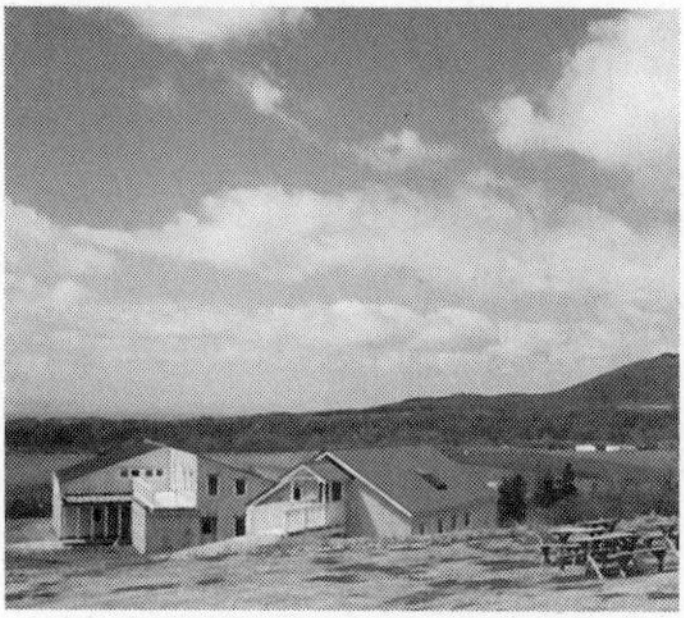

日本で初めてのオイリュトミー・ホール。（オイリュトミーとは、シュナイターの舞踊芸術のこと）

必要とされているから生きる、必要とされていないから生きることをやめる」——そんな生き方はいやだ！「わたしを必要としている人のためにのみ生きる」——わたしはそんなことのために生まれてきたのではない！ そんなこと以外に、わたしが生まれてきた目的が必ずあるに違いない、とわたしは強く感じたのでした。

そして探し、迷い、彷徨《さまよ》った末に、とうとう生きる意味と目的を見出したのでした。

人は自らを進化させるためにこそ、生まれてきたのだ

「人は自らを進化させるためにこそ、生まれてきたのだ」と、わたしに示してくれたのは、ルドルフ・シュタイナーでした。彼は「人智学」と呼ばれる精神科学を打ち立て、肉体をもってわたしたちが生きているこの「物質の世界」と、その世界と人間の存在を支えている「精神の世界」との関わりを明らかにしました。

すなわち——目には見えない、手では触れることのできない、耳で聞くことができない、鼻で匂いを嗅ぐことができない、舌で味わうことができない「精神の世界」が確かに存在し、その存在とその力こそがこの「物質の世界」をかく在《あ》らしめているのだ——ということを、あらゆる領域において示したのです。そして彼の思想は宇宙の、世界の、人間の本質を明らかにし、またその意味を明確に示し、人間が生きるすべての領域に光と熱と力を投げかけたのでした。

ルドルフ・シュタイナーによって明らかにされた「世界と人間の本質」のなかで、なによりもわたしに力を与えてくれたのは、「人は進化するために生まれてきたのだ」という真実でした。

ルドルフ・シュタイナーは、人は宇宙のはじまりから存在している。ある時は「精神の世界」で生き、「物質の世界」で生きる。そのたびに「精神の世界」から物質である肉体をもってこの世に下り、やがて死を迎え、肉体を失って「精神の世界」に戻る——それを何度もなんども繰り返しながら進化を遂げてきた。そして、これからも人は生まれ変わり、死に変わりながら、「精神の世界」と「物質の世界」を往還《おうかん》し、進化を遂げ

ていくのだというのです。

　わたしはそれを心の底から得心することができました。進化するためにこそ、わたしたちの人生には苦しみ、嘆《なげ》き、悶《もだ》え、厭《いと》い、嫉《しっ》妬《と》し、蔑《さげす》み、虐《しいた》げ、苛《さいな》み、疎《うと》み、恐れ、煩《わずら》い、困窮し、悲しみ、憂いをもたらすさまざまなことが起きるのだ。それらに向き合い、克服しようと努力することによってこそ、わたしたちは進化するのだ——ということを理解することができました。

　すると、それまでわたしを悩ませてきたわたし自身の弱さ、至らなさ、無知、浅薄《せんぱく》、短慮《たんりょ》、未熟さのその意味がはっきり見えてきたのです。

　なぜ、わたしはそれらを持ち合わせているのか？　それは——それらを具《そな》えたわたし自身に向き合い、それを認め、それを克服する努力をする——そのためだったのです。それこそが「進化する」ことだということを、わたしは知りました。

わたしはわたし自身と、環境のすべてを選んで生まれてきた

　ルドルフ・シュタイナーによると、「人はおよそ2000年に2度、異なる性をもって生まれ変わる」と言います。（もっとも、最近は、人が物質に強く惹《ひ》かれるようになり、「精神の世界」に長く留まることを嫌って、「物質の世界」に早く戻ることを望むために、以前より早く生まれ変わるようになった。そのために地球上の人口が増え続けているのだといいます）

　わたしたちは生まれ変わるたびにその時代に属する民族、国、場所、家族、出会う人を違《たが》えます。そして、わたし自身も性が異なり、姿、性質、気質が異なり、具《そな》えられる能力、体力、気力、才能も違《ちが》います。それは、前生《ぜんせい》とは異なる人生を生き、異なる課題を持ち、それを果たすためなのです。こうして、わたしたちは生まれ変わるたびに異なる課題を果たしながら進化を遂げるのです。

　どのような人として生まれ、どのような時に、どのような場所で、どのような人たちと共に生きるか——ということを、わたしたちは生まれてくる前に自分自身の意志で決めてきました。わたしたちは

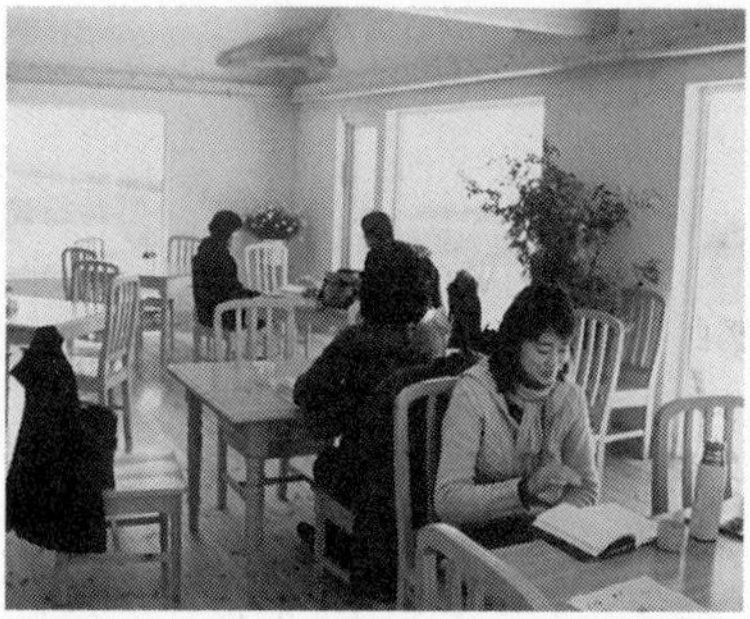

カフェの中で。お茶、食事、自習、集いなどに利用されるスペース。

往々にして、自分に具えられていない力を求めて苦悩し、具えられていないことを恨《うら》み、具えられている人を羨《うらや》みます。けれど、わたしたちはそれを持たずに生まれてくることを自分自身で決めたのです。持たずに生まれ、それを獲得する努力をし、それによって進化するのか、あるいは持たないままそれを苦悩しつつ生き、進化しないままこの生を終えるのか——それはわたし自身が今、決めることができます。

わたしたちは自分自身の在り方を、生まれる前にわたしたち自身の意志で決めたのだ、ということを心底理解することができたら、今のわたしを受け入れ、認めることができるでしょう。短気なわたし、無思慮なわたし、媚《こ》びるわたし、拗《す》ねるわたしは、だれがそうしたのでもない、わたし自身がそう在ることを決めたのだ——ということを思い出すことができたら、わたしたちはそんな自分を見ぬ振りをし、顔を背け、知らぬ顔をしていることはできない筈《はず》です。そして、自分自身を認め、向き合い、受け入れ、そして克服しようと努力するに違いありません。なぜなら、わたしが決めてきた、今生《こんじょう》で果たさなければならないわたし自身の課題なのですから——。そして、自分を取り巻く環境もまた、自分自身の選択に拠《よ》るものであるということが分かったら、それを嘆き、恨《うら》み、恐れ、退《しりぞ》けようとせず、それを認め、それに向き合い、受け入れ、その中で生きようと心を決めることができるでしょう。

思い出すためにする、バイオグラフィカル・ワーク

わたしがここに生まれてきたのは神の意志によるものではなく、偶然でもなく、わたし自身が、わたし自身の意志によって決めたのだという強い認識を、わたしたちはどのようにして持つことができるのでしょうか？

数あるシュタイナーの論理の中でも、それをわたし自身の確たる認識とすることを助けてくれたのは、「バイオグラフィカル・ワーク」と呼ばれるものでした。バイオグラフィカル・ワークとは――人は身体と心（魂）と精神（霊）を兼ね備えた存在であるということ、その存在は肉体と生命体と感情体、そして自我によって支えられているということ、そして人は精神の世界と物質の世界を往還《おうかん》しながら進化しているということ、その間もその人の精神という「個」はずっとあり続けるのだ――という、シュタイナーの示す「人間の本質」を自分自身の認識にすることから始まります。なぜなら、その「人間の本質」の認識こそが、わたしたち人間の本来の在り方を思い起こさせる力になるからなのです。

あなたが生まれた時、世界の状況は？

世界の多くの国々が対立し、争い、戦い合っていた最中《さなか》に生まれたあなた。その戦争が終結に向かっている時に生まれたわたし。

多くを失い、国中を虚脱感が支配する中で、それでもたくましく生まれた彼。高度成長に湧く日本に生まれた彼女。日本中の人が物質文明を謳歌《おうか》している時に生まれた彼ら。そして景気が沈滞し、人々が希望を持てないでいる日本に生まれた子どもたち――。

それぞれが選んできた状況はまったく異なります。なぜなら、わたしたちは異なる状況の中で、異なる課題を担い、異なる方法でそれを果たそうと決めてきたからなのです。

あなたが生まれた場所は？

あなたが静かで、暖かで、穏やかな場所で生まれたとしたら――爆撃機が飛び、砲弾が打ち込まれ、家が焼かれ、人が殺される場所で生まれた子どもとは、まったく異なる人生を送ることを決めてきたのですね。

平和な環境でなすべきことと、過酷な状況でしなければならないことは違います。平和な日本で生まれたあなたも、そして戦火の中に生まれた人もそれぞれ異なる課題を果たすために、その環境と状況を選んで生まれてきたのです。

あなたの家族は？周りの人たちは？

　大家族の第一子として生まれた人。一人っ子として生まれた人。3人兄弟の真ん中の子として生まれた人。末っ子、五男。養子になった人。商家に生まれた人、会社勤めの人を父親として、あるいは共働きの両親の子として、代々政治家の家族に、芸術家の母親の子として生まれた人――それぞれが異なる人生を辿《たど》ります。それもこれも、自ら選んできたのですね。

　わたしたちは普段、こんなことはすっかり忘れ去り、思い出すこともありません。けれどももし、生まれる前に自ら決めた課題を知りたい、そしてその課題を果たしたいとあなたが望むなら、思い出さなければなりません。生まれる日の季節も、気候も、天気もわたしたちは自らの意志で決めたのです。あなたが生まれた日の前後に亡くなった人の中で、あなたの気持ちを惹《ひ》き付ける人はいませんか？　もしそうだとしたら、あなたはその方の意思を継ごうと決めてきたのかもしれませんよ。ぜひ、思い出してください。思い出せないようでしたら、周りの人に尋ねてください。図書館で調べることもできます。図鑑でも探し出せます。

『思い出してください。あなたの初めての記憶は何ですか？　あなたが幼い頃、好きだったことは何ですか？　小学1、2年生の頃、あなたが心から尊敬した人は誰ですか？　9歳の頃、「わたしはわたし、わたしは他のだれとも違う」と感じましたか？

「これをしなさい」「これは決してしてはいけない」と言われたことはありますか？　それは何でしたか？　中学生の頃、あなたの運命を変えるような大きな出来事がありましたか？　高校生の頃、あなたに大きな影響を与えた人はいましたか？　十代の終わりに、あなたは理想の生き方、理想の社会を思い描きましたか？　それはどんなものでしたか？　18歳と7か月の頃（月が、「あなたが生まれた時に在った位置」にもどってくる時）、その後のあなたの歩みを示すような出来事、人、ことばに出会いませんでしたか？　社会に出たあなたは思いどおりにいかないことが多く、怒ってばかりいませんでしたか？　33歳の頃、あなたは人生最大の危機に見舞われることがありましたか？　それはまるで「死」を思わせるようなことではありませんでしたか？　あなたはそれをどのように乗り越えたのですか？　「死」と「再生」を体験したあなたは、あなたの内と外に在る「精神」の存在に気付いたのではありませんか？

　あなたが生まれて29年6か月が過ぎて土星が、あなたが生まれた時に在った位置に戻ってきた時、あなたの内に大きな「問い」が生まれたでしょうか？　その「問い」に対する答えを探すことは、あなたを真理に導く大きな力になるはずです。』

　バイオグラフィカル・ワークでは、こうして自らが辿《たど》ってきた人生の道のりを反芻《はんすう》し、その意味を見出す作業を続けます。すると、これまでわたしがしたこと、しなかったこと、わたしが考えたこと、感じたこと、そしてわたしの周りで起きたこと、起きなかったこと、わたしに向かってなされたこと、なされなかったこと、わたしに対して放たれたことば、わたしの耳には届かなかったことば、そしてわたしが他者に対してしたこと、できなかったこと、話したことば、口にできなかったこと——そのすべてが、わたしに大切な一つのことを思い出させてくれている、ということに気付きます。

　大切なこと、それは——わたしが生まれる前に決めてきた人生の課題——。

　それを果たすことこそが、わたしの生きる意味なのです。そうして課題を果たすことによってわたしは進化を遂げ、この人生を全《まっ》とうすることができるのです。

　人は生きる意味を知った時、はじめて真に癒され、生きる希望と勇気を持てるのだとわたしは確信しています。それは、わたし自身の体験と、またルドルフ・シュタイナーが示す世界観と人間観を学び、共にバイオグラフィカル・ワークをしてきた仲間が「癒されつつ生きている」その様《さま》がはっきりと示しています。

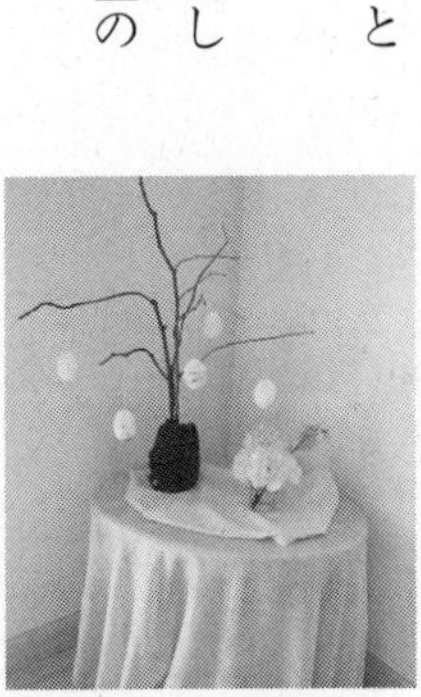

自然素材で飾る季節のテーブル。シュナイターの芸術のひとつ。

心を空っぽにするには、たまっているものを吐き出すこと。最近まで、
バリエーション豊かに自身も悩んでいたという体験から、

「生きることはこんなにまでストレスと向かい合わなくてはいけない」

と日々、悩んでいるすべての読者へ贈る、目からウロコのメッセージ。

心にたまって淀んでいるエネルギーを解放する具体的実践がいっぱい。

心を空っぽにする方法

はせくらみゆき（アートセラピスト）

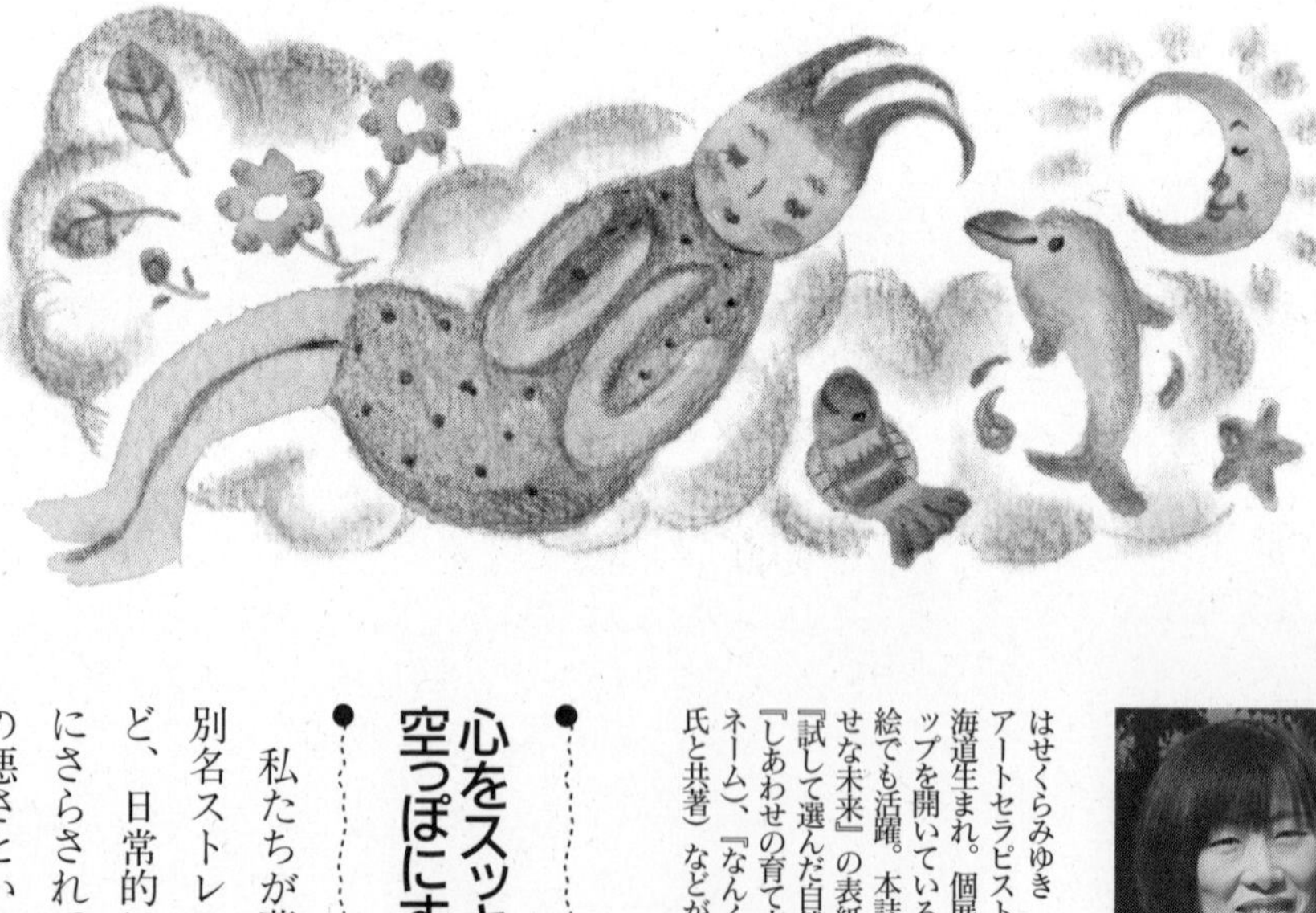

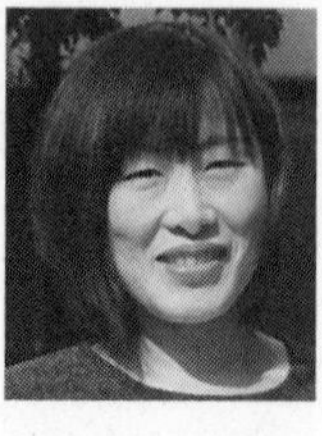

はせくらみゆき
アートセラピスト、エッセイスト。1963年北海道生まれ。個展やアートセラピーのワークショップを開いている。現在、新聞、雑誌、絵本の挿絵でも活躍。本誌及び、小社刊『子どもたちの幸せな未来』の表紙も手がけている。主な著作に『試して選んだ自然流子育てガイド』（ほんの木）、『しあわせの育て方』（グラフ社・星野マナのペンネーム）、『なんくるカード』（煌セラ・越智啓子氏と共著）などがある。三児の母。

心をスッキリ、空っぽにする方法

私たちが暮らしている社会は、別名ストレス社会とも言われるほど、日常的にさまざまなストレスにさらされています。騒音や空気の悪さといった環境的なものから、

人間関係にいたるまで、「生きる」とはこんなにまで、ストレスと向かい合わなくてはいけないのかと思うほどです。

　私自身、ストレスから来る過換気症候群や慢性疲労で入院した経験もあり、決して「打たれ強い」性格ではありません。すぐめげてしまいそうになるし、落ち込んでしまうと、身体も同時にだるくなって、やる気が失せてしまうのです。それでも、ここ最近はぐんぐんとパワフルになってきました。落ち込んでも、長続きしなく、どこか安心して落ち込んでいる、そんな感覚です。

　また、心のモヤモヤさえも実は魂からのギフトで、心がモリモリ成長出来るチャンスだと思えるようになったので、いつしかストレスオッケー、モヤモヤオッケー、のお気楽な性格になってきたのです。

　すると、しだいに身体も心も軽く、目覚めスッキリの朝のような気分で、一日を過ごすことが多くなっていることを発見しました。もちろん必ずしもそうとは限りませんが、気持ちが滅入《め》った時は自己流元気回復プログラム!?を発動して、自らのエンパワー（本来の能力、自信）を高めます。

　これからご紹介する「心をスッキリ空っぽにする方法」は私にとってのやり方であり、誰にも等しくフィットするかどうかはわからないのですが、ごく普通のお母さん（私）が、日々の暮らしの中で、すぐに実践できて、手間もお金もそれ程かからない手軽な方法として、皆さんのお役に立てることが出来たら嬉しく思います。それでは、レッツ・スタート！

悩みは夜ではなく朝日が昇る頃考えよう

　心の元気が下がっている時は、どうしても身体の調子も停滞気味になります。なぜなら心と身体は表裏一体で、不可分なものだからです。ですので、気持ちをスッキリさせるには、まず身体の状態を心地よいものにさせることから始まります。身体をスッキリとさせてから、悩んでも遅くはないですよね。

　さて、身体スッキリの王道は、なんといっても睡眠です。疲れたら寝る。これ以上シンプルな癒しはありません。疲れたから健康ドリンク――ではないのです。ゆっくり、しっかり寝る。

これだけでも身体の疲れはぐんと減り、心の疲れもほぐれてきます。難しく考えないで、疲れたときは横になる、身体を休める、寝る――といった当たり前のことを、身体の要求に従って行っていることで、心の自然治癒力も高まってくることでしょう。

ところで、悩みは「夜」ではなく、「朝日」が昇る頃考える、というのはいかがですか？

夜の闇の中ではどうしても「暗く」考えがちになってしまいます。そうではなく、空を黄金色に染める朝日を眺めながら、悩みを見つめていると、朝の一番絞《しぼ》りのパワフルなエネルギーで、小さな悩みはふっとんでしまうかもしれませんね。早寝早起き、こうした睡眠と生活のリズムも、心と身体の健康を保つ大切な要素だと思います。

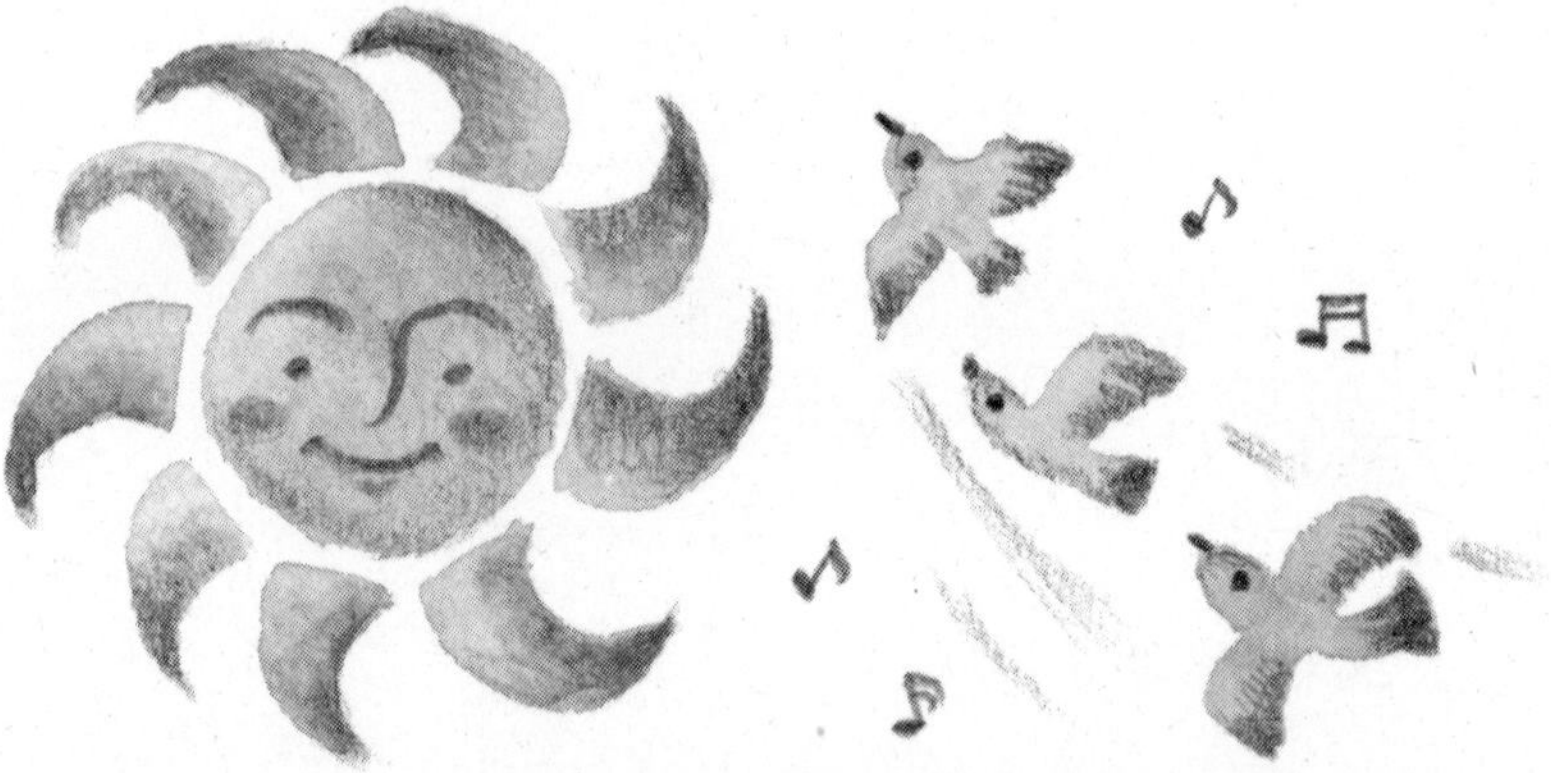

1日の終りのバスタイム 貴重なヒーリングタイム

そしてもう一つ、日々の身体をスッキリ保つ王道がお風呂です。お風呂は身体の汚れを落としてくれるだけではなく、心の汚れも落とし、疲れを軽減しリラックスさせてくれる、「最高の健康器具!?」なのです。

ぜひ、一日の終わりにゆっくりとしたバスタイムを満喫することをお薦《すす》めします。

もし、小さいお子さんと一緒に入るため、あわただしいバスタイムになってしまう方や、カラスの行水《ぎょうずい》といった方も、おやすみ前の最低20分を湯船につかっている時間と決めて、もう一度入ってみてはいかがでしょうか。もちろんお風呂でうとうと寝てしまってもかまいません（ただし溺《おぼ》れないようにしてね！）。

私の場合、ぬるめの湯船に半身浴で、汗がじわーっと出るまで、ゆっくりと入ります。風邪気味の時や、身体がだるい時には、汗が滲《にじ》んで流れるまでに時間がかかるのですが、汗と一緒に体内毒素も流れるので、お風呂から出たあとは本当にサッパリ、シャキッ！とします。

日中活動している時は、どうしても交感神経優位で、神経も尖《とが》りがちですが、リラックスしている時は副交感神経が優位になり、穏やかな呼吸と気持ち、そして眠りが待っているので、一日の終わりのバスタイムは、今日という日に感謝し、明日への活力を養うための貴重なヒーリングタイムでもあります。

無理しない頑張らない

以上、寝ること、お風呂につかることが私流カラダの元気アップ、日々の処方箋なのですが、気持ちの上で大切なこととしては「無理をしない」「頑張らない」ということを心掛けています。今までは「無理しても頑張る」ことが、私にとっての美徳でしたが、昨年から沖縄に暮らし始めたのを契機にやめることにしました。

直接的な理由は、引越し時の慌《あわただ》しさで体調を崩し、しばらく入院してしまったからなのですが、この時本気で自分の心と身体に向かいあいました。そして「頑張るのではなく愉《たの》しもう」、「出来ることを出来る時に出来るだけ、心をこめてやれはオッケーだよ」という考え方に変わっていったのです。

こう考えることで、焦《あせ》りやイライラがずいぶんと消え、大分ラクになっていったのです。調子が悪い時は、無理せずに、家族に話し家事のヘルプを求めたり、感情を飲み込まずに素直に話すことが出来るようになってきました。

今までは、「よい母、よい妻、よい人」であろうとする呪縛《じゅばく》に、自らを縛《しば》り付けていたんだなあと思います。なーんだ、私でよかったんだ、という一皮向けた開き直り？　が、心と身体の健康に大きく作用しているように思います。

というわけで、早く寝ることや、ゆっくりバスタイムも家族の協力のおかげで、実践することが出来ています。

五感を開いて感じよう
五感の感覚を研ぎ澄まし、快の感覚を選択する

　私たち人間は、五感というすばらしい贈り物を与えられています。目、耳、口、手、鼻は感覚の窓であり、快・不快を区別することの出来る大事な器官です。見る・聞く・触れる・嗅《か》ぐ・味わう——これらの行為から、自分にとって心地よいものを選択するようにすれば、心の元気度はグンとアップするはずです。あなたにとっての「快」は何ですか？

　思いつくままにどんどん書き出してみてくださいネ。具体的にイメージしながら書くと、より楽しいですよ。

ミニワーク
私の好きな感覚
・それぞれの季節で思いうかぶ、心地良いものを書いて下さいネ。（例：秋の「触れる」もの…落ち葉のサクサク…など）

	見えるもの	聞こえるもの	味わい	触れるもの	香り
春					
夏					
秋					
冬					

自分にとっての小さなごほうびをプレゼントしよう

　このようなミニワークをするだけでも、緊張が少しずつほぐれ、表情が柔らかくなっていることに気がつかれるかと思います。そのうえ、自分自身の心の傾向も知ることが出来るので、一石二鳥です。

　自分の好きな五感の感覚がわかったら、ぜひとも実際に体験してみてください。

秋だったら、街路樹の落ち葉をサクサクとふみしめてみたり、焼きたてのお芋《いも》をほおばってみたりと、自分にとっての小さなごほうびをいっぱいプレゼントしてあげられたらいいですよね。

　旅行もおすすめです。旅は日常の中の非日常。新しい発見があるかもしれません。

　五感の感覚を研ぎ澄まし、快の感覚を選択することで、心と身体を解き放っていくことは、とらわれのないスッキリとした心でいるための、一つの大事な要素だと思っています。

エッセイ

心の内側を深く掘り下げていくメディテーション

メディテーション（瞑想《めいそう》）もとても有効です。とはいえ、「瞑想をしましょう」といきなり書いてしまうと、まるで宗教や精神世界の用語のようで、なんだか気恥ずかしいのですが、メディテーションとは何も、特別なことをするのではなく、ゆっくりリラックスしながら心の内側を深く掘り下げていく、という作業だと捉えています。

　ですから、カフェでお茶を飲んでいる時が一番リラックス出来るわ、という方はそこでやればいいし、お風呂に入っている時が一番シアワセ！　という方は、バスルームで瞑想したらいいのです。

　限定された型があるわけではありません。

　私の場合、朝のまどろみの中と夜寝る前に布団の中で瞑想しています。

　布団の中で今日という日に感謝しながら、出来事や人を思い出し、自分の感情を静かに見つめていくのです。

　腑《ふ》に落ちないことや、人間関係の悩みなどがある場合は、ついそこにばかりフォーカスして、思わず心が「迷走」しそうになるのですが、それでも判断せずに一つひとつ見つめていくことで、自分が今、何に悩んでいるのか、どういうことにひっかかっているのか、奥側がみえてくるのです。

　私は、起こっていることのすべてに意味があると考えています。表面の自分が翻弄《ほんろう》されてなかなか納得できないことでも、深いレベルでは魂磨《たましいみが》き（精神的成長）のために、絶妙なタイミングで起こしていることだろうと思えてならないからです。

メディテーションをすることで、感情の波に飲み込まれずに、自分自身と出来事を捉え、本質を「観る」クセがついてきます。続けていくと、とらわれることの少ない、穏やかな心にもなれるのでオススメですよ。

もしメディテーションが得意ではない、といった方は、それに近い方法として、紙に書き出すことをお勧めします。

友人のMさんは毎日、モーニングページという、自分の感情を誰に見せることなく、思いのままにどんどん書くということをしています。感情を爆発することなく、解放するにはとても役立っているそうです。

また別の友人Yさんは、「言っちゃえノート」と「気づきノート」の二冊を用意して、日頃の感情を「言っちゃえノート」に本音で書きなぐり、しばらくして落ち着いたら「気づきノート」に、発見したことや学んだことを書いているそうです。

「どちらのノートに書かれているのも、私そのものなんだよね」といっていた彼女の言葉が印象的でした。

心をスッキリ空っぽにするには、たまっていたものを吐き出さなくてはなりません。

瞑想をしたり、ノートに書き出してみることは、心の中にたまって淀《よど》んでいるエネルギーを解放するのにとても役立つことでしょう。

成長することは、そうした大小の悩みを乗り越えていくこと

悩みの中では一番ポピュラーで、かつ大きなテーマといえば、人間関係ではないでしょうか。

もちろんその中にはパートナーとの関係も入りますし、親子や親戚、恋人、友人、仕事仲間など、さまざまな関係があることだと思います。

私も例にもれず、今の年になるまで、実にバリエーション豊かに悩んできたことか。成長することは、そうした大小の悩みを乗り越えていくことといっても過言ではありません。

では次に人間関係の悩みに焦点を当てて考えていきましょう。

エッセイ

「人成るために人練る」ということばがあります

この言葉の意味は、真の人となるためには、人の中で練られないと成っていかないという意味です。

初めてこのことばに出会ったときに、やはりそうだったのだ！と、大きく頷《うなず》いたのを覚えています。

つまり、人の中で、練り練られていくことで、成長していくのです。だから、人間関係で悩むことを憂《うれ》えなくてもよかったのだと思いました。きっと皆、それぞれの関わり合いの中で、気づきと成長のチャンスが用意されているのでしょうね。

それでも、今悩んでいる人にとっては切実な問題です。これを打開していく一つの方法が先のメディテーションです。自分自身の心を見つめると共に、相手の心も奥深く見つめていくのです。もし、相手の顔を見たくないぐらい嫌な時は、相手を小さな子ども時代にまでイメージしてみて感じていったらいいと思います。

そうです。ちょっとした意地悪や悪戯《いたずら》をされても腹が立たない程の幼児にまで見立ててしまうのです。そうして心の中で、「どうしてそんなことするの？」とか「なにして遊びたいの？」など、その幼児に向かっていろいろと話しかけるとよいでしょう。

もし話しかけても何も返事がない場合は、その子に向かって愛と安心をいっぱい送り続けます。すると不思議なことに、少しずつですが、現実にいる相手への感情や関係性が変化してくるのです。

この方法は自分自身に対しても有効です。自信がなくなったり、迷ったり、悲しんだりしている時は、自分の心の奥側にいる幼い子ども（インナーチャイルド）も元気がありません。自分を見つめながら、インナーチャイルドを抱きしめて、「大好きよ」、「大丈夫だよ」といって優しくイメージで抱きしめてあげると、内側からのエンパワーメントが湧《わ》いてくるのが感じられますよ。

メディテーションだけでは物足りないという方には、実際に相手に向かって手紙を書いて渡すという方法もあります。できることなら、感情の波に飲み込まれずに、相手と自分の成長を願ってつむぎ出したお便りであるといいですよね。怒りや恨《うら》みつらみだけでは、より、こじれてしまいかねませんのでご注意を。

また、コミニケーション不足でぎこちなくなっている場合は、一緒に自然のいっぱいある場所にハイキングに行ったり、星空をみにいったりと、雰囲気を変えて本音が出やすいような環境に出かけていって、おしゃべりするといいですよ。

人間関係の悩みは相手あってのこと

「縁あって」悩みもやってきたのでしょうから、この御縁を味わうことで、更なる成長が待っていると信じて、乗り越えていけたらいいですね。

私自身も、決して無いわけではありません。けれども逃げることなく、しっかり見つめ、自分の中の愛を育てていこうと決心し、「練られて」います。

――ファイト！

真剣にはなっても深刻になりすぎてしまっては、前に進めない

生活とは本来、生き活き暮らす（生きる）ことです。

人生は苦楽の繰り返しともいえますが、私はそうとは思っていません。むしろ人生は楽楽と思っているのです。つまり、すべてを「ただ一度しか体験できないかけがえのない時」と考えて、動けば「楽《たの》しい」、静かだと「楽《らく》」という軸に置き換えてみたら、皆「楽、楽」になっていくのだと感じるからです。

もちろん辛いことやキツイことに出会ってしまうと、なんとかそこから抜け出そうと必死に奮闘します。

決して「楽しく」はないです。けれども、これを乗り越えることで、更なる成長と拡がりが待っているのだろうと思うのです。

長男がベビーだった頃の話ですが、ある時、重度の肺炎になって入院してしまいました。

当時の私は、重い身体と心を奮い立たせながら（気づかないうちに私も肺炎になっていたのです）何とか付き添っていました。その時に考えていたことが、「朝の来

ない夜はない」ということでした。病院の窓を見つめながら、（今の状況は確かに夜かもしれないけれど、必ず朝がやってきているじゃない。だから大丈夫！）と自分にエールを送っていたのです。

今振り返ると、本当に大きなギフトを与えられていたんだなあと思います。

入院生活を通して、真剣にはなっても深刻になりすぎてしまっては、前に進めないことを教えられましたし、「出来ることを出来るだけ心を込めてやって、出来ないことにとらわれない」感覚も養われたように思います。

きっとすべては必要で、ベストなことだったのでしょうね。

今すぐそばにある幸せの種を見つけ、それを育てていく

幸せは今、この瞬間に存在しています。どこにもない（no－where）ではなく、（now－here）今、ここなのです。

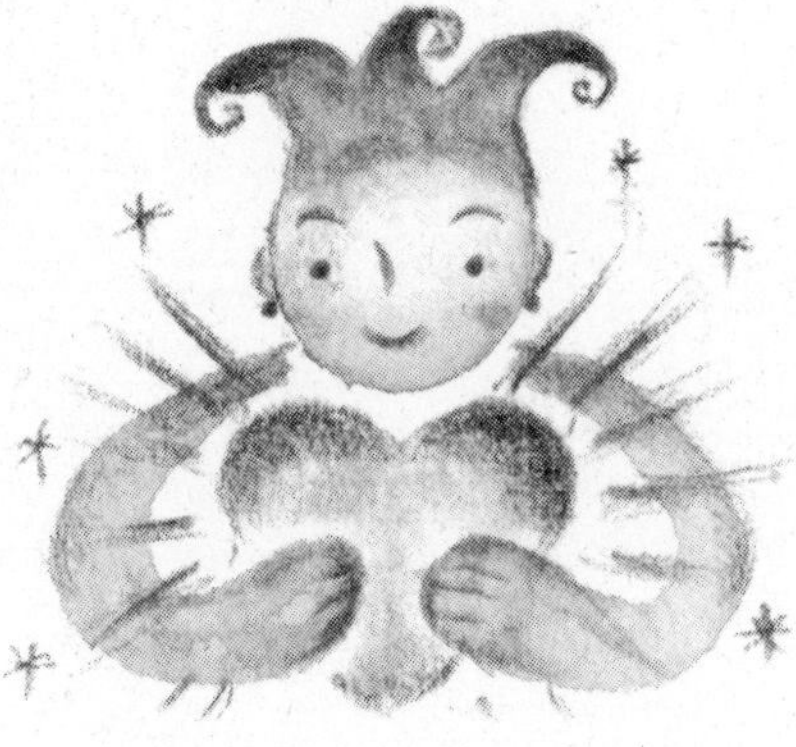

ですから、満たされていないものにフォーカスするよりも、今すぐそばにある幸せの種を見つけ、それを育てていく方が、ずっと気持ちがよいのです。

未来や過去に思いをとめるのではなく、今、この瞬間に心をかけて生き、瞬間瞬間を充実させるように過ごすと、どんどん心のモヤモヤやイライラも減ってきます。なかなか、なくならない時は、前述のような身体をいたわることやメディテーション、自分の快感覚を育てることなどを実践して、内なる心の力をパワーアップさせてくださいね。

かけがえのない時を生きている、私とまわり、そしてこの地球にいだかれて、今を存分に味わい楽しみましょう！

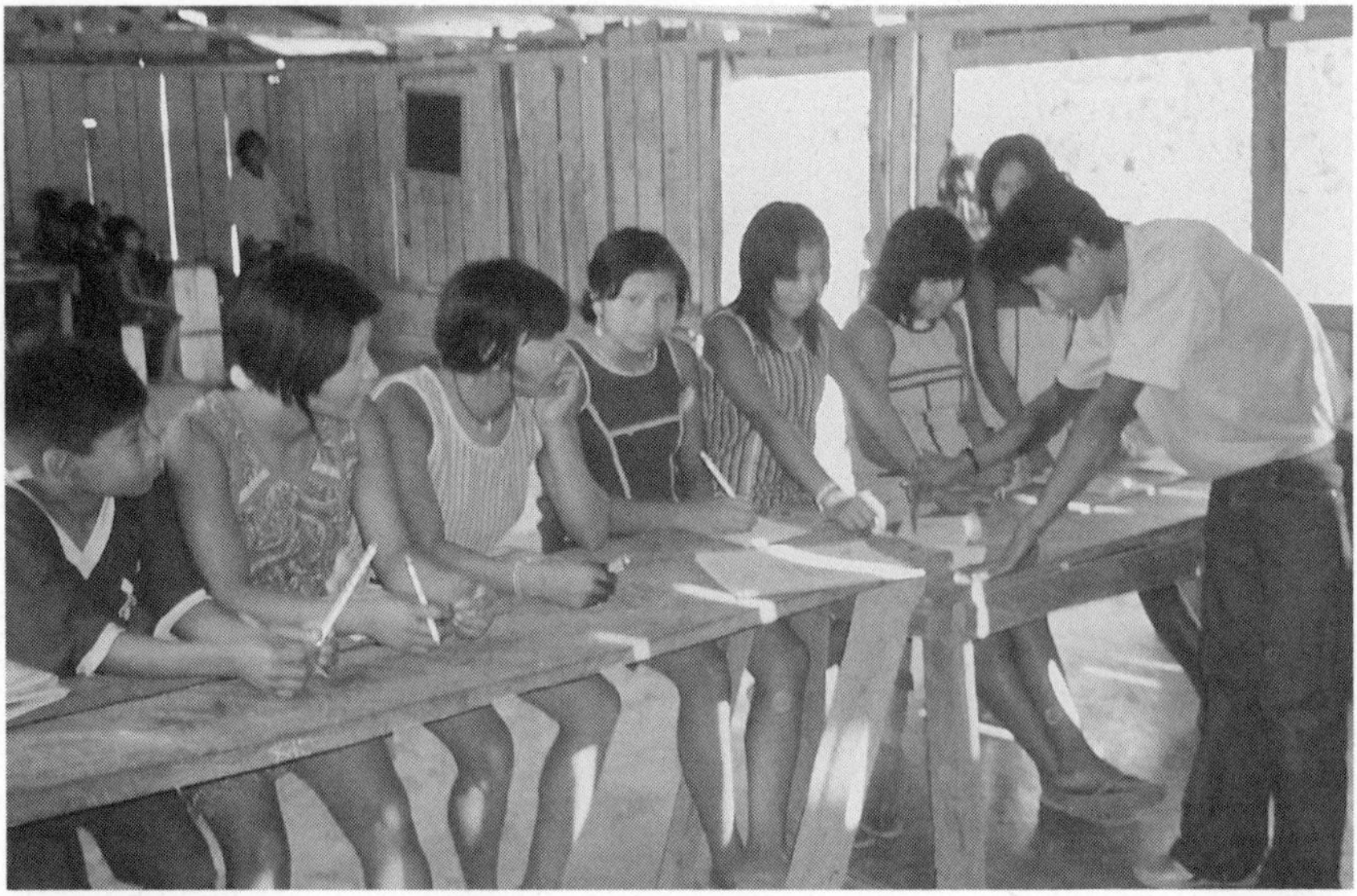

クレモロ村の学校での授業風景。

連載
第5回

亡くなったインディオへの鎮魂の旅

南研子
（熱帯森林保護団体代表）

陸路を1500キロ走って驚いた。
半年前に、うっそうとした熱帯森林であった森が
あとかたもなく消え、一面の大豆畑が広がっていた。
インディオのリーダーたち12人の事故死。
目的の長老のラオーニにも会えず、
たった一つの村しかテレビ取材ができなかった。
NGOの支援の限界すら感じた、厳しいジャングル入り…
初めて落ち込んでしまった。
南研子さん19回目のアマゾン入りのレポート！

アマゾン、インディオからの癒し

みなみけんこ
女子美術大学卒業。1989年イギリスの歌手スティングがアマゾンを守ろうというワールド・キャンペーン・ツアーを行い、日本を訪問した。その際、同行したのが縁で、同年5月「熱帯森林保護団体」を設立、活動を開始。ブラジルでの1992年世界先住民族会議を機会にその後、2004年8月まで19回に渡りアマゾンのジャングルで先住民と共に、毎年数か月間暮らし支援活動を展開。現在、熱帯森林保護団体代表。著書に『アマゾン、インディオからの伝言』（ほんの木）がある。

エッセイ

亡くなったインディオへの鎮魂《ちんこん》の旅

全てが消化不良。6月10日に出発し、8月28日に戻ってきた19回目のアマゾン。今回は9月19日にテレビ朝日系で放映した「素敵な宇宙船地球号」の撮影取材を兼ねた旅だった。

従来はジャングルに入り、インディオと生活すると日本に帰りたくなくなり、本来の自分を取り戻すことが多かった。が、今回は早く日本に帰りたい、日本っていいなぁと、なぜか初めて感じた。それ程、なにか心が重い出来事が多かった。

昨年秋、私の本『アマゾン、インディオからの伝言』（ほんの木）を読んで感激したという25歳の若いディレクターから、この番組取材の依頼があった。若い世代のために、一肌ぬごうと共感して、テレビ出演はあまり乗り気でないが私はＯＫした。

予算が少ない。が、ジャングル入りは費用がかかる。私は持ち出し覚悟で取材を引き受け、ジャングル入りをした。撮影クルー3人、現地コーディネーター2人と私、総勢6人の旅となった。ありがたいことに、カメラマンが65歳の超のつくベテランで、料理がうまく、何かと気があって助かった。

私のアマゾン支援の主旨、文明社会がインディオの生活や自然を犠牲にして成り立っている事実、それを映像化し、テレビで約25分間にして流すことに、そのカメラマンも悩んでいた。また、今回は一つの村にしか入れず、最大の取材対象であった、インディオの長老ラオーニに会えずに戻らざるをえなかったことも、消化不良、心残りの一つであった。

多岐に渡る私たち「熱帯森林保護団体」の支援、その中のある部分しか取材できなかったことも、残念でならなかった。

延々と続く大豆畑に唖然《あぜん》！

延べ片道１５００キロメートル。ブラジリアから現場近くまで陸路でマイクロバス。おかげで途中から持病のギックリ腰となり、辛かった。１０００キロメートルまでは、デコボコ道、それでも路肩はないが舗装道路であった。

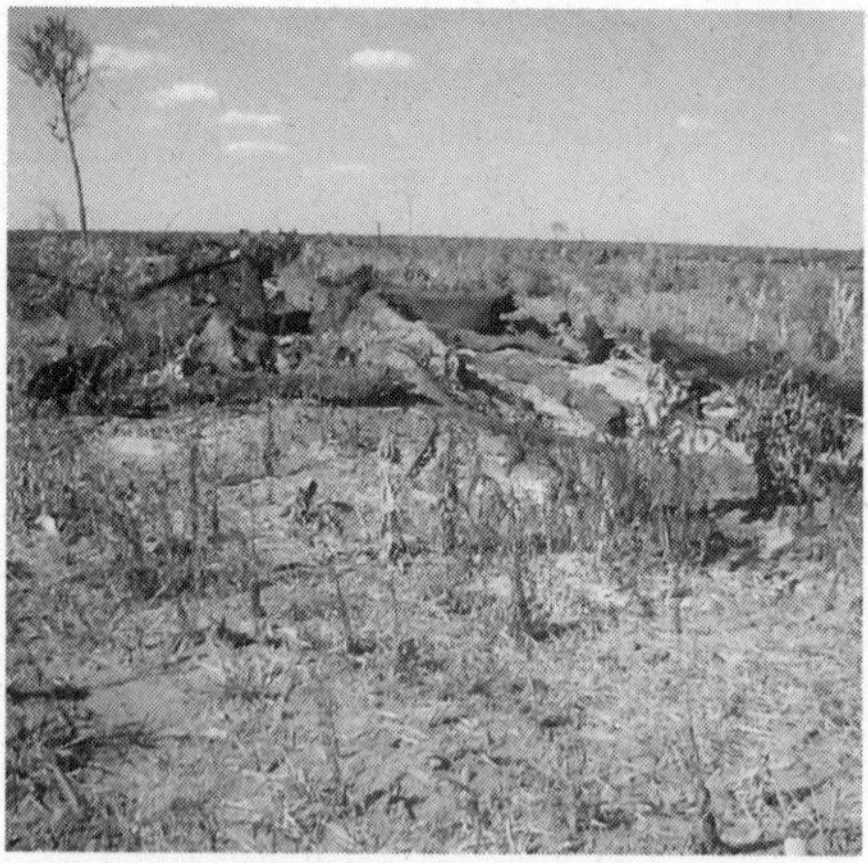

インディオ保護区の周辺で行われている開発。森は伐採され、やがて大豆畑になる。

が、残りの５００キロメートルは道なき砂ぼこりの道。おまけに山賊も出るという。インディオ保護区に入るということもあって、事前に無線連絡で滞在許可を取っていたため、インディオと警察の先導がついてくれた。丸2日間、食事とトイレ以外、マイクロバスは走りに走って、たどり着いた。

中間地点のアグアボアに1泊し、ようやくサンジョゼ・ド・シングーという町に入った。この砂ぼこりの残り５００キロメートルの両側は、この半年間でジャングルから大豆畑にと様変わりしていた。

昔は金採掘の町だったピアラスも、今や大豆の町。やがてブラジルは世界最大の大豆生産・輸出国になるだろうとも言われている。その象徴だ。ジャングルが次々と伐採され、恐らく日本にも輸出され、豆腐や豆乳になり、ダイエットに良いと世界中でもてはやされる。走っても走っても大豆畑。５００キロメートルといえば、東京から大阪までの距離である。

片や私たちＮＧＯは、１００ヘクタールの植林を、必死に資金を集めて行っている。一方、大豆畑が年々広がる。一体、私は何をやっているのだろうかと、大豆畑を見ながらむなしくて仕方がなかった。

ピアラスは、この周辺の保護区、シングー地区の集落のインディオがここを通って外部のブラジル社会へと出かけてゆく、いわば文明への出入り口の村である。私たちはここに、学校を作り、インディオの教師を育成し、ポルトガル語、そしてコンピューターの使い方を学べるプロジェクトを始めようとしている。日本の外務省の援助金でたどりついた成果である。

今回のテレビ取材では、ピアラスから奥地に入り、カヤポ族の族長、ラオーニに会うことが大きな目的であった。しかし、いくらたのんでもテレビ取材は拒否された。

●これには大きな理由があった

実は今年の4月9日、カヤポ族の村の近くに建設されるというダムの反対運動のためブラジリアに、4つの集落の若いリーダーたちが出かけた。抗議を終え、インディオを乗せたマイクロバスが、大雨の中、国道で正面から来たトラックと衝突し、14人中12人が即死という大事故があった。30代から50代の、ポルトガル語もしゃべれる村々のリーダーたちが、いわば全滅に近い形で死んでしまった。

いつも元気に私を迎えてくれるラオーニも次男を亡くし、失意のどん底にあった。また、4つの村々の亡くなった男たちの残された家族を集め、そのめんどうも見ているという。約半年間の喪に服している最中だったのだ。

メガロンというラオーニに次いで村人から尊敬されているリーダーが間に入り、「研子とだけならラオーニが会ってもいい」と取りついでくれたが、さすがに私も、落胆し、食事も取れない状況のラオーニに会うのは遠慮してしまった。今まで19回ジャングルに入って、こんな状況は初めてのことだった。

代わりに、取材のためクレモロという村に入った。ふだんは大人も子供も総勢５００人が村をあげて迎えてくれる。が、今回は、長老以外誰も出て来ない。重要人物8人が死に、喪に服していた。私たち6人は2週間、この村にのみ滞在した。

●笑い声のない、ゴーストタウン?

白人がダムを建設する。だから、白人の延長線上で外部の人間が入って来るなら、「殺してやる」という、物騒なうわさも出ていて、村に来ると生命の保証ができない。女の人たちが怒っている。ダム建設計画さえなければ男たちは死ななかった、という気持ちが漂っていることが、ひしひしと伝わってきた。

テレビ・クルーはそんな事情には関係がない。金もかかっている。一般にテレビは絵が撮れないと来たかいがない。仕事が飛ぶ。が、65歳のカメラマンは、「ドキュメンタリーにはありがちなことです」と理解を示し、じっと待ってくれた。

入ったときはゴーストタウンのような不気味な雰囲気の漂う村だったクレモロも、少しずつ変化が生まれてきた。せっかく研子がテレビ局を連れてきたんだからと、バイブレーションが良くなってきた。

夜になり、笑い声が聞こえ、事故の前の村の姿に少しずつだが戻っていった。長老も、研子のおかげで、いいきっかけになったと言ってくれた。お陰で、何とかフィルムにインディオの文化、生活が記録され、7月7日、現地を離れ、帰路はギックリ腰もあり、セスナ2機をチャーターし、クイアバという国内線の飛行場へ向かい、サンパウロへとたどり着いたのだった。

セスナで行きも帰りも飛んで、空の上から伐採や乱開発の現状を見ることも大事だが、今回のように陸路で行くと、もっと赤裸々で深刻な状況が目に飛び込んでくる。取材費が大幅に不足したため、マイクロバスで1500キロメートルを走ったことは、かえって私にとって重要な視座を与えてくれた。

一人一人がライフスタイル、欲望の量とスピードを減らさないと、環境問題一つとっても何も変わらない。良くなんてなりゃしない。そういうむなしさは、日本にいる限り実感とならない。毎年、ジャングルに入っている私ですら、つい観念的になる。その上ギックリ腰が辛かった。で、つい弱気になり、ラオーニにも会えず、こんな支援をいつまでもやっていて意味があるのだろうかと、毎日ため息をついていたように思う。カメラマンはそんな私の迷いをしっかり撮影していたようだった。恐らく、今迄の私の言動で一番自信なさげな映像ができ上がっただろう。が、それも私なのだ。

亡くなった12人のインディオが枕元へ

私はインディオの背負った悲しみを丸ごと同化していなかった。4月9日の事故から2~3か月経過しており、悲しみも大分癒えていると楽観視していたのだった。そのことが今回の取材への心残りにつながった。

日本からサンパウロに入った日、事故で亡くなったインディオが夢枕に立って、クレモロに来てくれと私に訴えた。そしてクレモロに入り、滞在した小屋も死んだ家族の家だった。霊のことを全く感じないコーディネーターまで、「グリーンの服のおじさんが、夜中にそこに立っていた」と言いだすしまつだった。

　村に入った日が丁度、インディオにとっての旅立ちの日、日本でいえば49日に当る日だったそうだ。「立ち会えたかな」というあの世への送り火を灯した気持ちだった。

　取材の中で、新しい事実にも出会えた。学校の教師たちは熱く語ってくれた。インディオもコンピューターを学び、多くの集落の間でネットワークし、互いに交流を深めたいという話や、文字のないインディオがアルファベットを皆が学べることで、文化を継承できると言ってくれたことなどが印象的であった。

　生のインディオの若者の考えも理解できた。今まさに、インディオの世界は過渡期である。本来の伝統、文化を守るために、文明の価値と道具を理解し、学ばないと守ることもできないという自覚を持ってきた。

　ポルトガル語も話し、書けないとブラジル社会で置き去りにされる。インディオの生活の存続のために教師たちは泥まみれになってやろうとしている。文明に染まらずに、文明を学ぼうとしていた。私たちの支援のあり方、難しさを知った思いだった。彼等の文化をただ平和の中に守る支援がよい、というだけでは解決できないというメッセージである。植林の責任者にも会い、進捗《しんちょく》を聞いたが、植林と同様に、人も育てなければ森も、アマゾンも守れない、という現実がつきつけられた。

　やってもやってもエンドレス。ＮＧＯの現場はもしかして、世界中どこでも同じかもしれない。が、次世代を創ってゆく若者たちと十分に話す時間を持てた今回の訪問はその点では有意義だった。

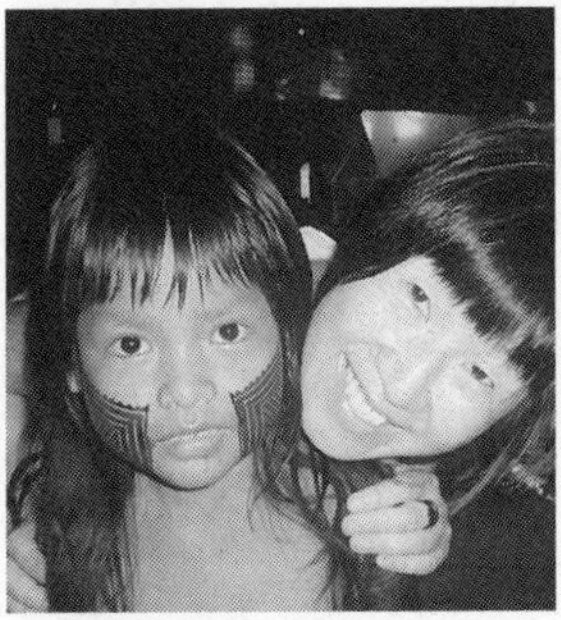

カヤポ族の少女と。子どもたちは元気。大人を癒してくれる。

サンパウロ、カヤポ展の大トラブルに愕然《がくぜん》

今回のブラジル入りのもう一つの目的が、サンパウロで開かれた「カヤポ展」であった。オープニングに、ラオーニが来て、という形にはならなかったが、1200人もの人々が会場を埋め尽くしてくれた。一般市民にカヤポの文化を伝えることができ、うれしかった。

実は、このカヤポ展で販売した本を日本語で出す予定であったが、ブラジル側の主催元とトラブルが生じ、中止にした。ブラジルの日系企業の協力で約3000万円のスポンサーを苦労の末、捜し集めたのは私だったが、どうも主催元に腑《ふ》に落ちないことが多く、断念したのだった。改めて、ていねいなプロセスと誠実な作り方でカヤポ文化を日本と世界に紹介したいと私は思っている。それが、ラオーニへの私からの恩がえしだからだ。その後ラオーニが少し元気になったと、ブラジルの熱帯森林保護団体のパウロから電話があった。

ラオーニが元気でいるうちに、必ず日本に呼んで、カヤポ展を行うことを私は心に決めている。

従って、事故とラオーニの落胆、テレビ取材、カヤポ展ともども、私には今回の旅は心残りが多かった。それでも天はよくしたもので、帰りの最後の日にプレゼントがあった。

5年ぶりに、やはりインディオ、クレナック族のリーダー、アユトン・クレナックと会った。落ち込んでいた時だけに、アユトンから伝えられたメッセージが、心に浸みわたって、助けられたように思う。

「ブラジルのインディオも、これからはユニオンにならなければいけない。自分はそうしたい。インディオだけで結束して頑張るのでなく、州知事や国会議員にも働きかけ、一緒に活動できる拠点を、2年以内に作りたい。研子も協力して欲しい」という話だった。

インディオからの要望が出れば、支援のやり方も明確になる。アユトン・クレナックはスピリチュアルな面も高いリーダーで、ブラジル政府と対等に渡り合える人物なのでよくわかる。ラオーニのような、カリスマ性の高い人、もう一方の政治力のあるアユトンのような人。ブラジルにとっても、インディオの未来にとっても重要な二人だ。

帰りの当日、午後1時から6時まで、アユトンは熱

心に私に語ってくれた。「あー、やっぱり支援をこれからも続けてゆこう」心がしぼんでいたところを、ふわっ～とつかまれて、気持ちが自然に癒《い》えてふくらんだ気がした。カヤポのみでなく、アユトンのクレナック族や、他の村にも支援を広げてゆくべき時期がやってきたのだろう。神は私にこれからの活動への示唆を与えてくれた。

そしてその日の夜中の便で、私は日本へと旅立った。

私はこれからも支援を続ける

2冊めの本を書こうと、約1年前から構想を練っている。1冊めの『アマゾン、インディオからの伝言』(ほんの木)に書き残したことも多い。精神世界、不思議編もニーズが強く、正直迷っていたが、今回のアマゾンで、インディオが私に教えてくれた。

12人のインディオたちが死に、自分の中にも支援の意味について、挫折感がある。ダム建設反対運動の最中で、志半ばで亡くなった人々と、置いていかれた家族。村々の悲しみ。この人たちに捧げる、鎮魂《ちんこん》の本を私は書かなければいけないと、今思い始めている。

言葉は形になる時に、すでにエネルギーが込められているものであろう。彼等の無念な気持ち、やり残した目的を受け継いで、私はこれからも支援を続けるだろうし、本を通して、アマゾン、インディオの未来を世の中にもっと広く伝えたいと考えている。私の心の癒しの旅は、また新しい局面に入っている。

(取材・文/柴田敬三)

(南研子さんが19回目のアマゾン訪問から帰国直後のため、やむを得ず編集部でインタビューし、ご本人の確認、校正のもと文章を作成しました)

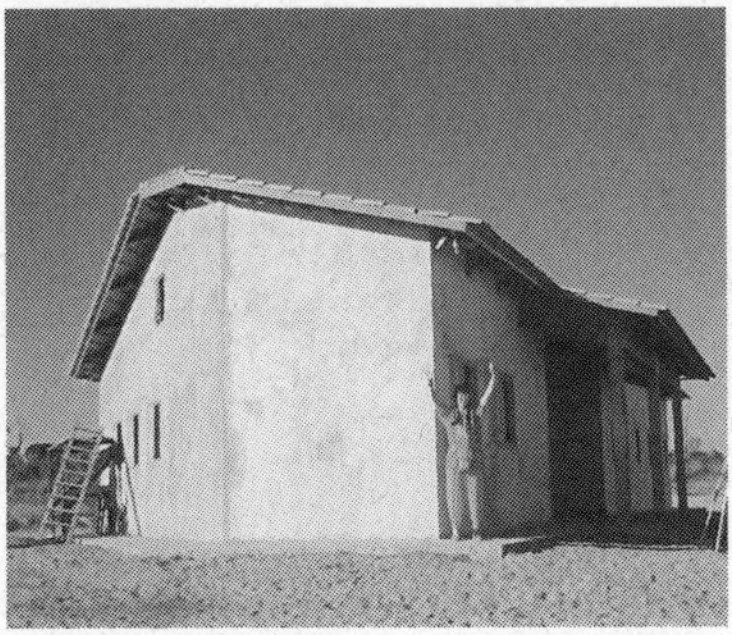

ピアラスの学校の校舎。

幾重もの海と山を越えた遥か天上の国、
サーラ国ダライラマ法王へ

まだ御会いしたことはございませんが、法王にあらせられましては御元気のことと存じます。貴国の高尚なる仏教の精神は我がアーリ国まで鳴り響いております。

しかしながら現在、貴国では三種類の獰猛《どうもう》な化《ば》け物が暴れ回っており、貴国の軍事力では到底手におえない状況であると伝え聞き、法王を始めサーラ国民の皆様が心配で夜も眠れません。また将来、近隣の国々にも危害を加え世界を混乱させる恐れもあります。つきましてはアーリ国より軍隊を派遣し、これらの化け物を退治してサーラ国に平和をプレゼントいたします。

(アーリ国王)

連載 第**5**回

チベット医学童話

「タナトゥク」―インド・ダラムサラより―

「チベット医学」を学ぶためにインドに留学し、
4年に1回の試験に外国人で初めて合格。
チベット医学暦法大学生の小川さんの、実体験をもとにした
「チベット医学童話」をインド、ダラムサラよりお届けします。

小川 康（チベット医学暦法大学生・薬剤師）

おがわやすし
富山県出身。東北大学薬学部卒。薬草会社、薬局、農場などに勤務。1999年1月よりインド・ダラムサラにてチベット語・医学の勉強に取り組む。2000年5月、メンツィーカン受験、チベット人以外の外国人として初めて合格。現在チベット医学暦法大学生。薬剤師。元自然観察インストラクター。

今から三百年以上前のことでした。強大な軍事国家として世界に名を馳《は》せているアーリ国から突然、訳の分からない親書が届いたのです。アーリ国といえば、何かと理由をつけては他国に侵入し、自国に都合のいい条約などを勝手に結んでしまうことで有名でしたが、まともな軍隊を持たないサーラ国としては防ぐ術《すべ》はありませんでした。
「そんな化け物はどこにもいません。我がサーラ国民は平和に暮らしております。ご安心下さい」と返信を送ってみたものの、軍隊はもう進軍を始めていたのです。

何がどう間違って伝わったのか分かりませんが、ヒマラヤの国サーラには三種類の化け物が住んでいる、という噂は地球の裏側にまで拡がっていました。

その噂をまとめてみますと、

●ルン

ハゲワシのように空を飛びまわりカラスのようにギャーギャー鳴く。栄養分の無い食物を好み、油、脂肪分などを特に嫌う。歌が好きな人間や笑っている人間を襲う。痩《や》せ細っている人間を好み、特に梅雨の時期に活発になる。

また、小さい子供よりも老人が襲われやすく、さらに一人でいる時が特に危ないという。ルンに襲われると骨がボロボロに食い荒らされ、一度出会っただけでも精神が錯乱し、落ち着きが無くなるか、一切喋《しゃべ》ることが出来なくなってしまう。ルンに襲われないようにするには、普段から身体にゴマ油や杏子《あんず》の油を塗り、バターやニンニク、黒砂糖を食べるとよい。

●ティーパ

虎のように獰猛《どうもう》で猿のように知恵が働く。日が当たる暑いところに出没し、唐辛子や酸っぱい食べ物を好む。汗っかきで筋肉質の青年が特に襲われやすく、季節では夏、初秋に活発となる。

ティーパの攻撃を防ぐには冷たい川に飛び込む

「タナトゥク」ーインド・ダラムサラよりー

か、クスノキの木の下に逃げ込む。タンポポやヨーグルトも苦手としているようである。ティーパに噛《か》まれると高熱が出て、身体が黄色くなって死に至るといわれている。

●ベーケン

象のように体が大きくカバのように動きがのろい。ジメジメした所に出没し、季節は春が特に危険である。甘いものを好みブヨブヨ太った大人が狙われやすい。

少し触られただけでも皮膚がかぶれ、さらには脳に達して死に至ると言われている。したがって常に厚手の服を着て防御していなくてはならない。仮に触れてしまったならば、すぐさま蜂蜜を服用すべし。ベーケンは熱湯と唐辛子と灰を大の苦手としている。

軍の司令官はこれらの情報を携えてサーラ国へとやってきました。アーリ国王はこれらの化け物が本当に存在すると思い込んでおり、できることなら一番強力な化け物を生け捕りにして手なずけ、自国の軍事力として利用しようと企んでいたのです。鉄でできた頑丈な檻はそのために運ばれてきたのです。国境を越えると司令官は緊張した面持ちであたりを見回し、畑で働いている農夫を見つけると通訳を介して尋ねました。

「どうかご安心ください。我々はルン・ティーパ・ベーケンの悪者どもを退治しにやってきました。最近、化け物たちはどのあたりに現れますか?」

しかし、農夫にはさっぱり理解できず首をかしげるばかりです。

司令官は（きっと恐怖で答えることができないんだろう）と勝手に思い込み、さらに軍隊を注意深く進軍させました。今度はえんじ色の袈裟《けさ》を着た教養のありそうなお坊さんに質問しました。

「ルンですか。そういえば一週間前にやってきたルンは大暴れしていきました。お寺全体が危なくて全員避難しました。ティーパという村の大酒飲みプルプさんが殺されてしまいました。あんなに気をつけるように言ったのに――。ベーケンは聞いたことがありません。あっ、そういえば僧院長が冬の寒い朝に、いよいよベーがやってきたぞ。服を着込め、と言っていましたがそのことでしょうか」

（やはり噂は真実だったのか）と司令官は軍隊に対し一層の注意を払うよう命令しました。

軍隊が過ぎ去った後、お坊さんは首をひねりながらこうつぶやきました。「ルン（風）とティーパ（肝炎）とベーケン（霜）を探し出してどうするんだろう？

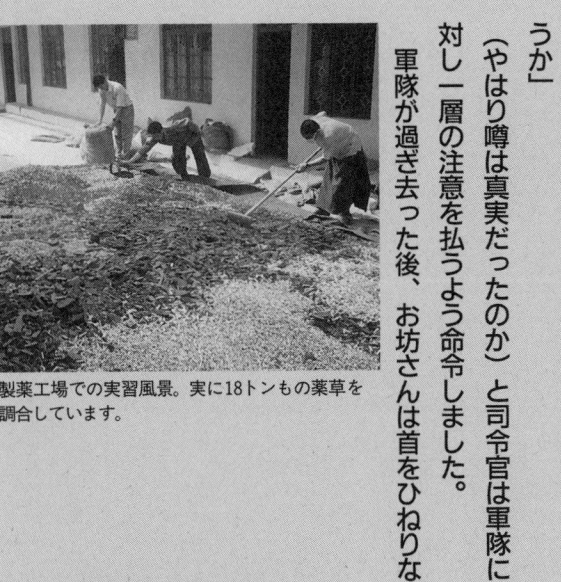

製薬工場での実習風景。実に18トンもの薬草を調合しています。

そうこうして軍を進めているうちに、とうとう首都カワチェンまで到達してしまったのです。市民は初めて見る青い目の白人に脅《おび》えて、家の中から恐々と軍隊の行進を眺めていました。事態をすでに把握していたサーラ政府は真っ先に司令官を医学院へと連れて行ったのです。

（きっと、被害に遭《あ》った人達の状況を見せてくれるのだろう）そう思い込んでいたものの、なにやら様子が変です。司令官は院長と思われる老僧の前に案内されるとバター茶を振る舞われ、老僧のお話に耳を傾けました。

そうして2時間経ったでしょうか、医学院から出てきた司令官の顔はまるで別人のように穏やかでした。そしてすぐさま軍に撤退を命じたのです。

アーリ国王は思わぬ早い軍の帰還に心躍らせ司令官を呼びつけました。

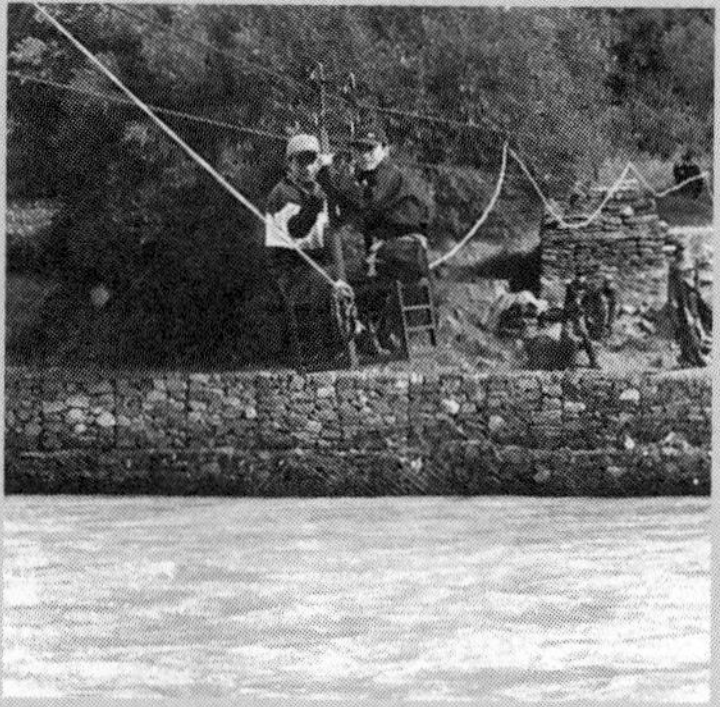

薬草採集実習の場合。命がけで薬草を探しに出かけます。

「ご苦労であった。それでルン・ティーパ・ベーケンという化け物を捕獲してきたのであろうな。早く見せてくれ」

「はっ、ではこちらに来て頂けますか」司令官は大きな鉄の檻へと国王を案内しました。

「何だ、何もおらぬではないか。どういうことだ」

その時、檻の入り口から中を覗《のぞ》き込む国王のお尻を思いっきり蹴飛ばし、国王は檻の中に転がってしまいました。すぐさま檻にカギをかけた司令官に向かって怒鳴ったのは言うまでもありません。

「貴様！　何のつもりだ。早くここから出せ」

「失礼ですが、御命令どおり世界で最も獰猛《どうもう》で危険なルン・ティーパ・ベーケンを捕獲しました。これで世界に平和が訪れます」

サーラ医学院の老僧は使命感に燃えている司令官に対し、ゆっくりと諭《さと》すようにこう語ったのでした。

「遠い国からよくぞはるばるいらっしゃった。お疲れのことじゃろう。さてさて、ルン・ティーパ・ベーケンをお探しとか。確かにこれらは化け物と呼んでもいいくらい私達を苦しめるが、同時にこれらがあるから我々は産まれ生きていることができるのじゃよ。ハハハ、何のことか分からないであろう。人間の身体はルン・ティーパ・ベーケンという三つの体液によって成り立ち、全ての病気はこれらの体液のバランスが乱れたことから生じるのじゃ。したがってこれらは健康の素でもあり病気の原因でもあるのだよ。お分かりになるかな。

そしてルンは人間の欲望、執着から生じ、ティーパは嫉妬、憎しみから生じ、ベーケンは無知から生まれ、これらの心の毒は全て無明から生じる。逆にいうと欲望などの心の毒がなければ我々は人間として生まれてはこないし、その必要もない。恥ずかしながら私にも執着はあるし、貴方にもある。ただバランスが大切なのだよ。

きちんとしたバランスが取れてさえいれば、欲望は変えられないものを受け入れる平静さに、怒りは変えられるものを変革する勇気に、無知はその二つの区別をつける理性として生まれ変わり私達を支えてくれるのです。

世界を征服しようと企んだり、他国に戦争をしかけたりと、あなたがたの国王はバランスを欠いておられるようだ。過剰な欲望や憎しみは自分の身体だけでなく周りの人間にまで迷惑がかかるからね。

私達サーラの医者は薬草や鍼《はり》やお灸や真言を使って、三つの体液のバランスをコントロールしているのですよ。しかし国王の欲望、嫉妬、無知を抑えるのは私どもの手におえなさそうだ。それこそ、その強大な欲望を鉄の檻に封じ込めてしまいたいものですな。いや、それにしてもサーラ国まで来て手ぶらで帰られるのも何ですからお土産をさしあげましょう」

＊

「笑い話のようですが昔、本当にあったことです」

お薬師様の説法はいよいよ第三部に入り、内容もより複雑になってきました。特に医学の根本ともいえる人間の三体液、ルン・ティーパ・ベーケンに関する定義は難解で、テンジンには雲を掴《つか》むような理解しかできず、タシが昔話を例にとって説明してくれました。

「ルンは風の、ティーパは火の、ベーケンは水と土の性質を持ち、体質はこの三種類に分類され、病気もこのどれかに必ず分類される、か。お薬師様も難しいことをおっしゃるもんだ。それにしてもお薬師様は誰から三体液について教わったのだろうね」

テンジンは素朴な疑問をタシにぶつけましたが、タシは呆《あき》れたように答えました。

「何いってるんだい、お薬師様は深い瞑想の中で全てを理解されるに決っているじゃないか」

「どうやって」

「どうって——、それは既に悟りを得られているお薬師様だからできるんだよ。テンジンは変なことに疑問をもつんだね」

「悟っただけで、こんなにも色んなことが分かるものだろうか」

テンジンはどうしても納得ができないような顔でベッドの上にゴロンと転がりました。

しばしの沈黙の後、返答に詰まってしまったタシは話題を変えました。

「ところで、さっきの昔話にはまだ続きがあるのです」

＊

老僧は司令官を手招きすると医学院の屋上へと連れていきました。すると「オム・マニ・ペメ・フム。オム・マニ・ペメ・フム（観音様の真言）」と、弱々しい老母の声がかすかに聞こえてくるではありませんか。そこには背中を小さく丸めて一心不乱に真言を唱えながら石を叩きつけている尼僧が一人。

「誰かえ？　そこに居るのはチューダックかね」

「ああ、私だ。それと遠い国からいらしたお客さんもいるよ。気にせず仕事を続けて下さい」

尼僧は再びコツン、コツンと丸い石で杏子《あんず》の種を割り始めました。

「この方は生まれつきほとんど目がみえません。それでこうして物心ついた時分から、オイルを採取するために、ひたすら杏子の種を今まで割り続けているのです。自分自身の運命を受け入れ、一つ一つ真心を込めて割っている姿は仏様そのものです。仏様が作られるオイルですから、特にルンの病には奇跡的な効果を発揮いたします。これで救われた患者は数しれません。このオイルをお土産にさしあげましょう。ルンというのは言うなれば親分のような存在で、ルンさえ抑えておけばティーパ・ベーケンも大人しくしていますから国王にも試してみてあげて下さい」

司令官は暫《しばら》くの間、尼僧の小さな後ろ姿に釘付けになってしまい、自然と両手を合わせ、その背中に向けてじっと合掌していたということです。

＊

「私はこの尼僧の話が大好きで、よく祖父から何度も聞かされたものです。そして尼僧は最後、種を割る姿勢のまま静かにお亡くなりになられタナトゥクへ旅立ったと伝えられています」

タシは司令官と同じように胸の前で手を合わせ、虚空に尼僧を思い浮かべました。

「でもたまに虚しさを感じるのです。たとえ三体液を理解し教典を全て暗唱できたとしても、その膨大な知識は盲目の尼僧がコツコツと心を込めて作るオイル一滴にすら敵《かな》わないのでは、と。テンジンはどう思い——」

横目でテンジンを見ると、すやすやと既に眠りに就いていました。そうっと毛布を掛けてあげた時、気のせいか「コツンコツン」と種を割る音がどこからともなく聞こえてくるではありませんか。尼僧がどこかに居るのだろうか——。心にやすらぎを与えてくれる不思議な音は、タシが空想している故郷の風景を、眼前の虚空から魂の夢の世界へと、そっと移し変えたのでした。（続く）

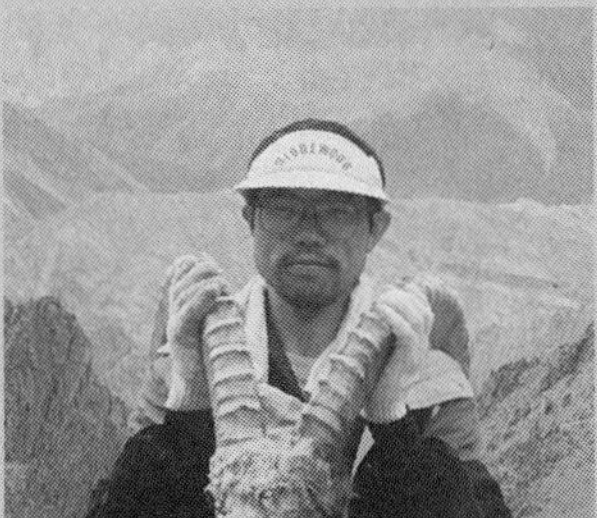

薬草実習中に偶然、大角羊（アルガリ）の立派な角を発見。（推定25歳の角）

「風のように目に見えず動き回り、年齢とともに優性になり、季節では梅雨、一日の内では夜に活発になり、バランスを崩すとイライラしたり骨粗鬆症《こつそしょうしょう》になったりする。体内に石を作る悪さもし、普段は骨を住処としている。これ何でしょう?」医学に心得のある方ならお分かりになると思いますが、カルシウムイオンのことです。

恥ずかしながら私も薬剤師の端くれですが、上記を含めたルンに関する解説を何度も暗唱しているにも関わらず直ぐには分かりませんでした。それはやはりルン(風・気)という名前の直訳に囚《とら》われてしまっていたせいですが、これをきっかけに改めて大学時代の生理学書を読み直した時、奇妙なメッセージが突如、意識に浮かび上がったのです。三月十六日、午後のことでした。

「現代の生理学書をチベット語に訳すとギューシ(医学教典)になる」つまり何千年という時空を超えて、現代医学とチベット医学は同じことを語っているのかも、いや現代医学が古代の文明人が作った医学にようやく追いついてきたのかもしれないと。

●三体液論―ルン・ティーパ・ベーケン

人間の体液や子宮の羊水は海水の成分とほぼ同じであり、生命の故郷は海であることは皆さんご存知でしょう。人体の70%は体液であることから、この体液のバランスを保つことが最も大切であるとチベット医学は繰り返し説いているのです。

体液は細胞外液(20%)と細胞内液(50%)に分けられますが、細胞外液とは血液のことです。喩《たと》えるならば外液が用水路で内液が田んぼにあたり、チベット医学では外液をティーパ、内液をベーケンとして大まかに分類しています。

内液と外液は電解質(塩のようなもの)の成分が異なり、バランスが恒常に保たれていれば人間の高等な生理機能を営むことができ、平衡状態が崩れれば病気に陥《おちい》ります。バランスとは浸透圧(水圧のようなもの)、ペーハー(酸・アルカリ)のことを指します。中学校の時、溶液を半透膜で仕切り、片方に食塩や砂糖を加えると不思議と水分が移動し始めた実験を覚えてないでしょうか。

そして血液(外液)の役割は酸素を全身に運ぶこと、細胞(内液)の役割は酸素を用い生産活動を行うことにありますが、外液と内液はそれぞれの仕事を効率よく行うためにミネラルのバランスを変化させました。

しかし、この2つだけではシーソーのように体液が行ったり来たりするだけで、血液の速い流れや筋肉のすばやい動きが説明できません。人間が高度な生命活動を営む大事な要素（ルン）がもう一つあることに気がついたのです。それは現代医学ではカルシウム恒常性と名づけられ、ホルモンの分泌、神経伝導、筋肉収縮、細胞分裂などがカルシウムイオンの絶妙なバランスによって営まれているのです。

この分野は最近になって一段と研究が進み、あらゆる生体反応のスイッチはカルシウムイオンによって押されるのではないかという説もあります。ここでは順序が最後になりましたが、これらの理由から常にルン・ティーパ・ベーケンの順で最初にルンが置かれるのです。また総括するならばルン・ティーパ・ベーケンとは三つの体液ではなく体液のバランスを司る三つの機構と考えたほうが正確です。

そしてチベット医学ではルンは欲望とティーパは怒り、憎しみと、ベーケンは無知といった心のあり方と深い関りがあると説いています。チベット医学が精神医学として分類される理由の一つはここにあります。

●現代へのメッセージ

こうやって古代の謎《なぞ》をひも解いていくというのは何と興奮するものでしょうか。太古にも現代と同じように解剖や実験によって体液平衡の仕組みをすでに解明していたが、それをチベット語では伝えきれず神秘の医学として後世に伝えられたのです。

「体液の平衡」「カルシウム恒常性」という章を医学部や薬学部で最初に教え、結局、生体とは水であることを繰り返し強調すること。チベット医学が現代に伝えるメッセージは極めてシンプルです。そういえば21世紀は「水の時代」。水の時代の到来をチベット医学は何千年も純粋なままで待ち続けていたのかもしれません。

参考：ティーパは直訳すると胆囊《たんのう》。俗語では肝炎を意味する。ベーケンのベーは霜、露。ケンは成型を意味する。現在、外国語訳ではルンを風景、ティーパを胆汁素、ベーケンを粘液素としていますが、これらは大きな誤解を生む原因にもなっており、チベット医学界からも訂正を求める声が上がっています。

（次号に続く）

癌からの贈りもの

鈴木ゆみ（読者の手記）

「起こることには全て意味がある」と納得できるのは、私の人生が幸せな証《あか》しかも知れない。一見不幸に見える癌告知も、二年余り経った今、大きな神の恩寵《おんちょう》であった、と感謝の念で受け止めている。癌とどう付き合ってきたかを、そういう選択をさせてくれた背景も含めて綴ってきた。最終回は、癌からの教え、癌の運んできてくれた幸せを語ってみたい。

親子の絆《きずな》

わが家は子どもの成人以来、いわゆる分散家族だった。夫はほとんど単身赴任、子どもは二人とも海外、それも一人は地球の裏側にという時期もあった。家庭の要の私も自分の世界で社会活動を続けてきた。夫も私も、子供たちがのびのびと世界に羽ばたいて欲しいと願った。幼児期に十分楽しませてくれたのだから、恩返しなど考えなくてよい。親の援助を有り難いと思ったら社会に返しなさい、と訓《おし》えてきた。

無名の清貧な学究に過ぎない親でも、そういう理念が子供たちには重荷だったのかも知れない。大学に入ると直ぐ家から離れていった。妙に親孝行で志の小さい学生が増えたと嘆き、ゼミの学生にも親孝行不要論をぶつ夫は、我が子の生き方に満足していた。しかし、何より家事が好きで家庭的な母親の私には、仕事や友人に恵まれてはいても、拭《ぬぐ》いきれない寂しさがあった。

私への反発が強かった娘だが、先ず医者としての信念で癌に向き合ってくれた。夫も私も癌に無知無防備で、入院・手術は避けられないと思っていた告知直後に、代替治療を強く勧めてくれた。

運が良ければ現代医療でも無事生還できたろう。しかしこの二年の間に、親しい友人や友人のご家族が何人も癌であっけなく亡くなった。皆現代医療を信じ、医者の勧める治療に身を委ねた結果である。一日も病《びょう》臥《が》せず、好きな家事を切り盛りし、社会活動も続けて普通の暮らしが出来たのは、偏《ひとえ》に娘のお陰である。自らの強い意志で医学を志し、学ぶ過程で現代医学に疑問を持ち、代替医療の研究にも視野を広めていった娘の生き方の賜物であった。娘にとっても、勧められた通り代替治療に徹し、元気に暮らしている私は、よき症例として励みになっているであろう。

生まれ育った家庭を離れよう離れようとしていた娘が、今ではしょっちゅう気軽にやってくる。現代医療の世界で糊口《ここう》を凌《しの》ぎつつ、漢方の勉強にも打ち込んでいる彼女は多忙である。仕事のきつい時には、わが家から通う方が楽だと言って、泊まり込んで行ったりもする。玄米菜食党の娘に自慢の手料理を食べさせ、お弁当も作っていそいそと出勤を見送る。こんな幸せな母親の思いをもう一度させてもらえるのは、涙がこぼれるほど嬉しい。

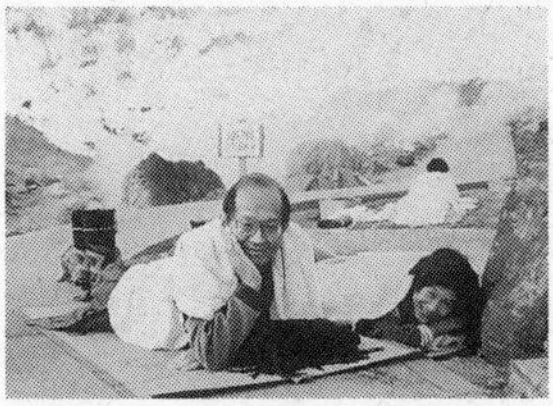
玉川温泉。夫婦で岩盤浴を楽しむ。

父親を乗り越えようと必死で生きてきた息子にも、母親への労《いたわ》りは、家庭回帰の好いきっかけとなったようだ。まめに電話をくれるし、出張の帰りなど心して立ち寄ってくれる。息子の生涯を安心して託せそうな素敵な彼女にも引き合わせてもらい、母親としての安心この上もない。娘も息子も三十代半ば、それぞれ生き方を確立できた潮時でもあったのだろう。しかし私の癌発病がなかったら、彼等の心のバリアは超え難かったかも知れない。癌のお陰で、経済的にも精神的にもしっかり自立した子供たちが、改めて身近に帰ってきてくれた。癌からの最大の贈りものである。

エコロジー体験

二〇〇二年の夏は今年同様猛暑だった。告知直後から娘の勧めで玄米正食療法を始めた私は、冷房も冷やした飲み物も御法度《ごはっと》である。自然療法は、当然ながら、自然に逆らう文明の利器は使わない。

日中三十数度になる二階の居室で、私はひたすら癌に関する書物に読み耽《ふけ》った。人が出会えば暑い暑いという挨拶しか聞かれなかった夏を、私は文字通り涼しい顔で過ごした。扇風機も団扇《うちわ》もいらないほど暑さが苦にならなかった。

何故それが可能だったか。七百キロカロリーの食事のお陰である。癌の増殖を止める最小限度のカロリーが最初の課題で、私は真面目に実行していた。それで余分な熱が出なかったのだ。食べ過ぎなければ暑さに苦しむこともないのだと知った。飽食の限りを尽くし、冷房に依存しなければ暮らせない現代人が、如何に地球の資源を無駄遣いしているかに思い至った。

自然療法はあらゆる面でエコロジカルな療法である。病院で治療や検査に使われる高額な機器、多量の化学薬品、そして大量の医療廃棄物。患者一人と言えどもどれほど貴重な地球資源を収奪《しゅうだつ》し、危険なゴミを出していることか。

人間が最優先で、生きるためには環境破壊もやむを得ないと現代文明は考えるが、私は同調できない。自然あっての人間、自然に生かされている恩恵を忘れた自然破壊は許し難い、と思っている。

ゴミの問題はもっと大規模で深刻なものが他にいろいろあり、医療廃棄物は必要悪で、取り上げてはいけないというのが世間の通念であろう。しかし、毎日日本中の病院から排出される医療廃棄物の量を想像すると、胸が悪くなる。私は癌の治療を二年以上続けてきたが、大地を汚す医療廃棄物はひとかけらも出していない。自然療法ではそれが可能なのだ。この点だけでも、現代文明の優位性を信じて疑わない人々に考え直して欲しいと思わずにはいられない。

身土不二《しんどふじ》と一物全体《いちぶつぜんたい》

それは玄米正食の二大原則である。身土不二とは、住んでいる土地で採れたものを食べることで、昔なら至極当たり前だった。しかし今や一般家庭の食卓にも、地球の裏側から運ばれてきたものが並ぶ。身近な自然の産で賄《まかな》う私の食生活では、スーパーやデパートの食品売場に行っても買える物がほとんど無い。海外ボランティアにも関わり、思想的には国境を越えているつもりだが、食物に関しては国粋主義である。

ところでその国産も、近所の畑でいくらでも見かけるトマトや胡瓜《きゅうり》が九州や北海道から運ばれて来るのには溜息《ためいき》を吐《つ》くしかない。大手の量販店は地元の零細な生産者を相手にせず、大量に安定供給する生産地から輸送費を掛けて仕入れるのであろう。

環境問題を真剣に憂いている人々は、まだほんの一

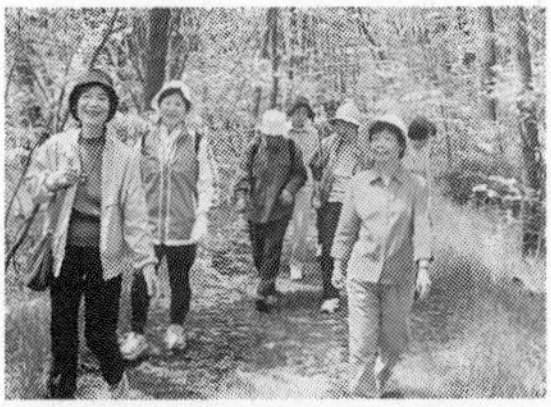
能代で得た新しい友人たちと風の松原を歩く。

握り、日本社会は依然として飽食・大量消費・快楽追求のモードで突っ走っている。百年の計を立てるべき政治家が堕落しきっているのは言うに及ばず、啓発の使命を担うべき官僚や研究者も、社会に影響力の大きい勝組ほど、二十世紀の価値観にしがみついて地球の未来を憂う気配がない。

暮らす土地のその季節に採れるもので命を養う、そんな当たり前の営みが、癌になり特別の食事をと努力して、初めて可能になったとは、何という不自然さか。

一物全体は、どんな食べ物も皮を剥《む》いたり葉っぱや根っこを棄《す》てたりしないで丸ごといただくことで、私は以前から実践していた。お米は玄米、小麦粉は全粒粉だし、お茶殻の佃煮・大根葉の油炒め・独活《うど》の皮のきんぴらなどわが家の食卓の定番である。馬鈴薯《ばれいしょ》や南瓜《かぼちゃ》ももちろん皮ごと調理する。

玄米正食は動物性食品を摂《と》らないので、食べ物の陰陽を弁《わきま》えずにやると、身体が陰性に偏《かたよ》る危険がある。今は七百キロカロリーの厳しい治療食は卒業し、普通に千数百キロカロリーの食事をしているが、陰性の強い野菜は摂《と》らないよう気を付けている。化学物質も極力避け、無農薬に近いものを手に入れる努力をする。必然的に使える食材が限られてしまうから無造作な扱いは出来ない。大根のしっぽ、ネギの根も細かく刻んでいただく。味噌や醤油も国産・無農薬・本醸造の良いものを使うから、みそ汁一口煮汁一滴棄てない。

玄米正食に徹してから、わが家の台所のゴミはさらに少なくなった。日本人がゴミに棄てる食べ残しは、飢餓に苦しむアフリカ一国を救えるとも言われる。ごまめの歯ぎしりと感じつつ、一物全体を機会ある毎に訴えている。

「風の松原」との出会い

自然の豊かな秋田に転地できたのが、癌との共存を可能にした最大の要因である。今顧みれば、自然を大切にと唱えながら、私たちは机上の理論家に過ぎなかった。山を訪ね木に親しんではきたが、それは非日常で、私たちの日常生活は自然から引き離された不自然な暮らしだった。

能代で風の松原歩きが日課になって私の生活は一変した。風の松原は砂防林で、先人たちが苦心して育んだ人工林だが、風雪を経て懐《ふところ》の深い広大な松林になっている。一度訪れた人はその魅力に取り憑《つ》かれ、また来たいと言う。そんな素晴らしい自然が車で五分、歩いても二十分ほどの恵まれた暮らしが始まった。

風の松原の虜《とりこ》になるのに三日と掛からなかった。天気が悪くても体が怠《だる》くても出かけずにはいられなくなった。厳しい食事制限に耐えていた時期である。何故癌を発症したのかという精神的葛藤からも抜け切れていなかった。しかし、一歩風の松原に踏み入ると、樹々の降り注ぐ不思議な力に身も心も洗われた。市街地に接しているのに、世俗の想念を断ち切る偉大な力を深い松林は持っていた。日に日に心が浄化され身体に力が湧いてくるのが分かった。早朝と夕方の二度に分け、毎日十キロ以上歩いた。

冬が来て松原は深々と雪に埋もれた。雪国に馴染《なじ》みのない私は雪を恐れていたのに、日ならずして雪の松原ほど美しいものはないと夢中になった。端正なクロマツ林に霏々《ひひ》として降りしきる雪は、さながら墨絵の趣《おもむき》。地吹雪が吹き荒れた翌朝、前後左右からたっぷり雪を吹き付けられた落葉樹たちは、白無垢《しろむく》綿帽子の花嫁のように美しい。雪の降り止んだ直後、足跡ひとつない白雪を踏み分けて歩く快感。スキーが出来ず雪山も知らない私に、神様はこうして雪の魅力を知らしめて下さった。春の芽吹き、夏の旺盛な木々のエネルギー、秋草の優しさと巡る季節毎に、風の松原の新しい魅力に傾倒した。四、五日も能代を離れると、恋人から引き裂かれたような切なさを感じた。

「風の松原に守られる人々の会」というボランティア組織がある。名前を聞いて、「ああ、これだ」と納得した。此処では人々は「自然を守ろう」などと思い上がったことを言わない。「守られている」感謝を込めて自然を大切にしている。

自然を大切にしようとは、誰もが言う。行動を起こす人も少なくはない。けれども自然に守られている敬《けい》虔《けん》な思いを自覚している人がどれだけいるだろうか。

自然を征服しようとする西欧文明と、自然に協調的な東洋文明の違いを説き、東洋の思想に帰れ、日本の伝統文化を見直そうと活動してきた私たちの思想の原点が、此処には見事に生きていた。風の松原は私の癌を癒してくれただけでなく、私たちの人生観をそっくり肯定し確信を与えてくれたのだった。

志の結ぶ絆《きずな》

風の松原の魅力を、近況報告にこと寄せて友人に書き送ったのが、地元の方の目にも留まり、風の松原を愛する方々との交流が一気に広まった。僅か一年半暮らしただけの能代に数え切れないほどの友を得た。

価値観が多様化し、社会の動きも激しい現代、昔ながらの地縁血縁は意味を持たない。いざというとき支え合える真の友は、同じ志を持ち共感し合える仲間だ。癌と共存する生き方に共感して、大阪や神奈川から会いに来て下さった方がある。初対面で十年来の知己《ちき》のように意気投合し、親しいお付き合いが始まった。

学生時代からの古い友、その後のさまざまな活動で得た多くの友との絆《きずな》も深まった。非常の時に人の心根、真価は問われる。癌になり、しかも現代医学の治療は受けない選択をした私の非常時は、図らずも私の友垣《ともがき》の豊かさを焙《あぶ》り出しのように見せてくれた。何十年ゆっくり語り合う機会を持てなかった旧友たちが、あちこちから駆けつけてくれた。現在の生活環境の違いなど飛び越えて、私の思い、私の選択を理解してくれた。共有した青春がお互いの人生の良き糧《かて》となっているのを確かめ合った。

陸奥《みちのく》の果てで転地療養した一年半に、何と多くの友人たちが遠路を厭《いと》わず訪ねてくれたことだろう。学生時代の友から今の活動仲間まで、三十人を超えた。会えないからとまめに手紙をくれた友、手作りの品や美しい花に励ましを込めて送ってくれた友も数え切れない。人との出会いを何よりの宝物として生きてきた我が人生の、豊穣《ほうじょう》な実りの季節に巡り会った幸せな日々であった。

「源氏物語を楽しむ会」も力強い支えとなった。平成二年滋賀県立婦人センターで、私の古典講座に参加した有志たちと始めた自主サークルである。「百人一首」「万葉集」「平家物語」を楽しんだ後、満を持して「源氏物語」に取り組んだ。五十四帖、ほんのさわりだけを読んでも二十年は掛かる。でも「みんなで揃って夢の浮橋を渡りましょう」と言って始めた。

月一度の例会を楽しみに京都や奈良からも集まって下さる。「何よりの生き甲斐、体調が悪くてもここへ来る日は不思議に元気になる」と言ってくださる高齢の会友もある。それに応えて休まぬよう、充実したひとときに出来るよう心がけてきた。癌発病、能代への転地で一ヶ月だけ休会したが、夜行で十数時間を毎月通い続け、回復への励みとなった。新しい同志を得た能代にも、同じ会が発足した。今度は滋賀から能代へ通う。何より好きな源氏を語る場が広がり、生き甲斐が増えた。これも癌からの贈りものである。

夫婦の絆

二年ぶり三年ぶりで会った友人たちが、「以前より若くなった」と驚いてくれる。「癌を恐れる必要はないと勇気をもらった」と感謝されることもある。「それにしても大変な努力の成果なのでしょうね。とても真似できない」とも言われる。

確かに病院任せの受け身な現代医療と違い、全て自分の意志で選択し、自分の手足を使って治療してきた。

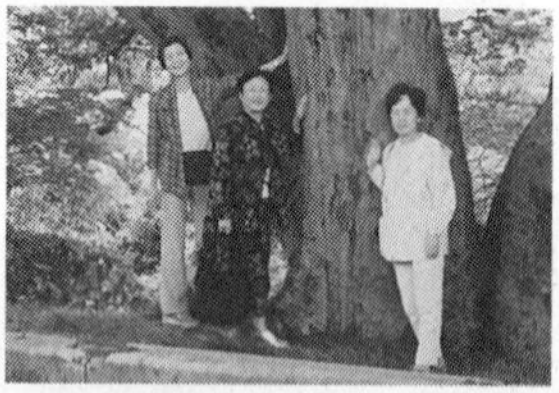
風の松原に隣接する能代公園。遠来の友を迎えて。

けれども「努力」「強い意志」「粘り強さ」などと褒《ほ》められると、他人ごとのようで実感がない。どれも私の性向《せいこう》の最不得意科目だからである。ここまでこられたのは偏《ひとえ》に夫のお陰、賛辞はすべて夫に向けられるべきだと、何時も思っている。家庭療法実践に不可欠な徳目を、すべて身に付けている人なのだ。

患部の毒を吸い出す生姜《しょうが》湿布と里芋《さといも》パスタは、根気と手間の掛かる家庭療法である。フードプロセッサーでは成分が壊れると言われれば、帰宅が十時、十一時の多忙な中でも、毎日大量の生姜と里芋を手で擂《す》ってくれた。家での晩酌は告知の日から止め、外の宴席でお付き合いをしても、治療日課の手抜きはしなかった。例外を作って妥協しないのが彼の身上である。家族の協力がなくて挫折する人が多いと言うのに、我が家では意志の弱い本人を叱咤《しった》激励して、夫が根気の要る治療を続けさせてくれた。

玉川温泉療養も然り。土日も無しの仕事人間が、隔週の週末は玉川行きを優先し、常に付き添ってくれた。私より弱々しげな方が一人で療養に来ておられるのを見ると気が引けたが、一人で行けとは決して言わなかった。家庭療法を選択したときに、全て二人三脚、一緒に実践しようと誓ったのを黙々と実行してくれた。

告知後意外にあっけらかんとしていた私より、夫の受けた衝撃はずっと深刻だった、と気付いたのは実は最近である。激務のストレス解消に欠かせないプール通いと家での晩酌をその日から止めたと言う。一番好きなものを断つのが、彼の即座に始めた祈りだった。

母親から唐突に私を引き離し、自分の赴任地に連れてきた夫の行動に、優等生の嫁姑を努めてきたと自負する私は、ずっと割り切れない思いを抱いてきた。朝日新聞の『折々のうた』で、妻の癌告知を「大哭《おおな》きに哭《な》きて」と詠んだ歌に出会って、初めて当時の夫の言動が理解出来た。九十歳を超えても気力体力共に私より旺盛で勝ち気な母の脅威から、私を守るには連れて逃げるしかないと思ったのであろう。

「たすからぬ病と知りし一夜経てわれよりも妻の十年老いたり」—歌人で医師の上田三四二氏の歌である。

告知を受けた本人よりも、連れ添うものの衝撃の方が深い。若い日の熱い思いは過去のものになっていても、共に幾星霜《いくせいそう》を経た夫婦の絆《きずな》の深さはかくの如きもの、と感無量である。

夫婦の絆、親子の絆、友人たちとの絆に恵まれた我が人生に、日々感謝の思いを噛《か》みしめている。病を癒してくれる自然の偉大な力にも、畏敬《いけい》の念を益々深くする。自然に生かされている喜び、人の情に包まれて生きる幸せ、癌からの贈りものは限りなく豊かである。

（完）

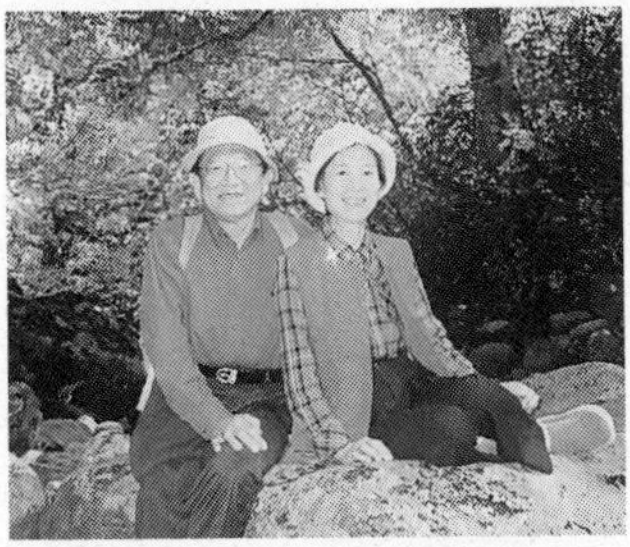

夫婦寄り添って。八幡平の黄葉を愛でる。

すずきゆみ
奈良女子大学文学部卒業。30年間京都で高校教諭を勤めた後、滋賀県立女性センターを中心に、日本文学・女性史等の講演活動。同センターで「源氏物語を楽しむ会」を主宰。環境問題・国際ボランティアにも関わる。2002年7月乳癌を宣告され、転地療養として、2002年秋より2004年3月まで秋田県能代市で暮らす。

鈴木ゆみさんの連載「癌からの贈りもの」は今号をもって終了です。ご愛読ありがとうございました。
また、読者の皆様の体験記を募集中です。（編集部）

本の通信販売
Book Shop

第５号でご登場いただいた方々の、著・訳書、おすすめ本のご紹介、販売コーナーです。

これらの本はすべて「ほんの木」にお申し込みいただければ、通信販売でお求めになれます。くわしくは、
TEL 03-3291-3011、またはFAX 03-3291-3030にお問い合わせください。
Eメール：info@honnoki.co.jp でも受付いたします。（本書掲載順）

津村　喬
TAKASHI TSUMURA

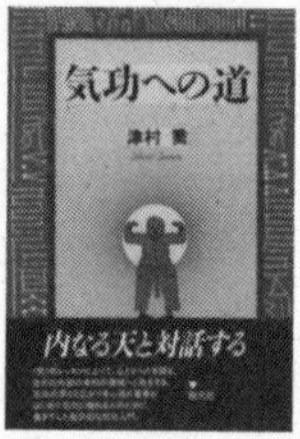

気功への道
1990年11月刊
定価1680円（税込）
創元社
津村喬著

国際政治から健康問題まで幅広い活動で知られ、気功においても第一人者の著者が、気功ブームによる情報の氾濫と混乱を危惧し、はじめて気功に触れる人のために書き下ろした、総合的な気功入門書。気功をしっかりと理解するための第一歩として、自分の気と対話する具体的な方法を示している。

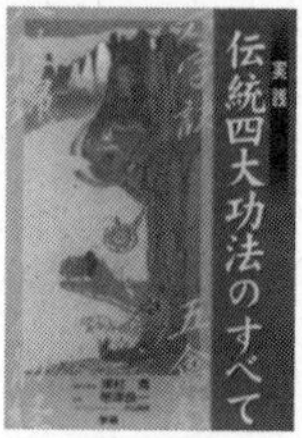

伝統四大功法のすべて
2004年４月刊
定価7980円（税込）
学習研究社
津村喬編著/帯津良一監修

Ａ４版、５冊組みで総ページ数４６８ページ。さらにＤＶＤ教材１４０分付の箱入豪華版。日本・中国を代表する劉天君、黄美光、津村喬、帯津良一、出口衆太郎、林茂美という有名気功家が集結し、世界で初めて伝統四大功法の実演をＤＶＤに収録。初心者からプロまで目的に応じて独習できるよう親切に解説。

上野圭一
KEIICHI UENO

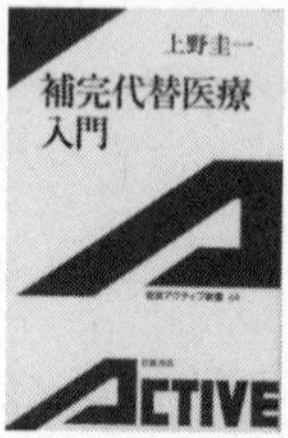

補完代替医療入門
2003年2月刊
定価735円（税込）
岩波書店
上野圭一著

補完代替医療（ＣＡＭ）についての歴史、各国の現状を紹介する。ＣＡＭの本格入門書。

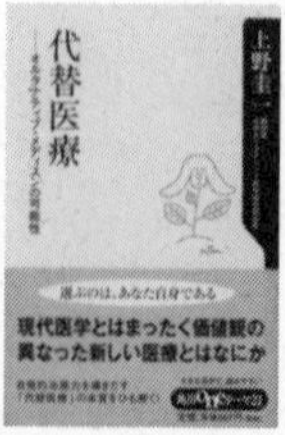

代替医療
2002年7月刊
定価700円（税込）
角川書店
上野圭一著

ワイル博士著書の翻訳者で有名な著者が日本の代替医療の現状を語る。

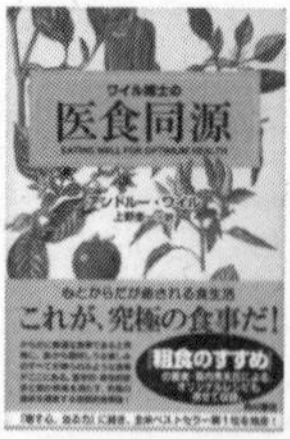

ワイル博士の医食同源
2000年9月刊
定価2625円（税込）
角川書店
アンドルー・ワイル著
上野圭一訳

全米第1位となった心と体を癒す食生活の本。食の情報を整理し、食生活に明快な指針を提供。

安保徹
TORU ABO

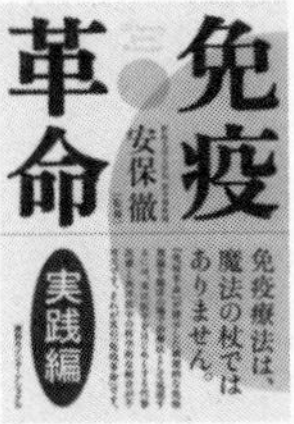

免疫革命・実践編
2004年8月刊
定価1680円（税込）
講談社
インターナショナル
安保徹監修

安保・福田理論に基づいて自律神経免疫療法に取り組む3人の臨床医が、治療の実際を執筆。

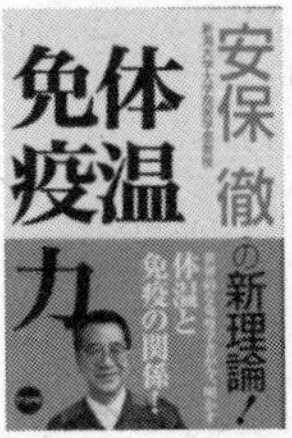

体温免疫力
2004年6月刊
定価1575円（税込）
ナツメ社
安保徹著

体調不良の原因「冷え」の実態を解明。免疫力を高める具体的な方法を提示する。

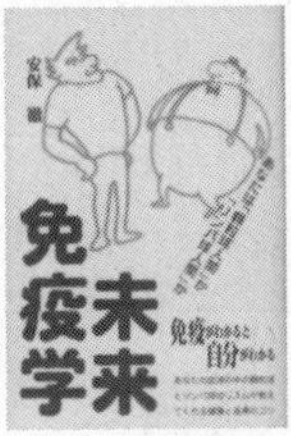

未来免疫学
1997年5月刊
定価1901円（税込）
インターメディカル
安保徹著

自律神経と免疫の関係を分析。白血球中の防御細胞、顆粒球とリンパ球の関係を易しく解説。

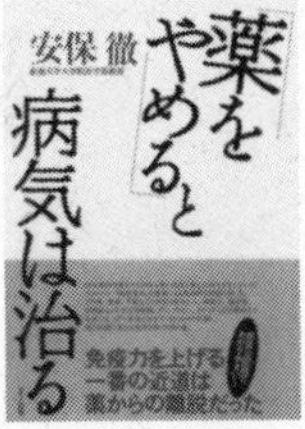

「薬をやめる」と病気は治る
2004年3月刊
定価1575円（税込）
マキノ出版
安保徹著

多くの薬は病気を根本から治すのではなく、むしろ、病気を自分で治す力（免疫力）を低下させ、病気を長引かせたり、新たな病気の原因となります、と著者。ひざ痛、腰痛など身近な病気から、高血圧、糖尿病、胃潰瘍などの生活習慣病、ガン、アトピー、リウマチなどの難病まで、免疫力を高め病気を治すコツを解く。

帯津良一
RYOICHI OBITSU

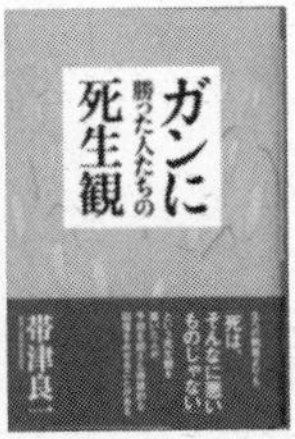

ガンに勝った人たちの死生観
2004年4月刊
定価1575円（税込）
主婦の友社
帯津良一著

生への執着を捨て死生観を持つことがなぜ、ガンの回復を助けるのか？　死生観を作っていくことがすべての治療の土台と考え、志を持って死生観を築くことをやさしく温かく説きあかす。医療者としての著書の温かさが伝わってきて、ガンに向き合っていない人も心が癒され、肩の力が抜けて、生きることが楽になる本。

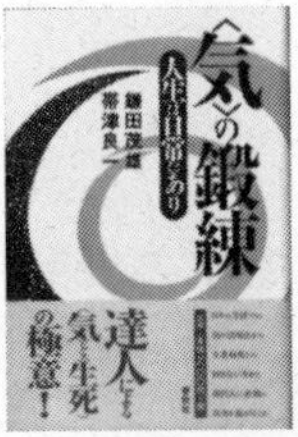

〈気〉の鍛錬
人生は日常にあり
2004年4月刊
定価1890円（税込）
春秋社
鎌田茂雄・帯津良一共著

仏教研究の第一人者鎌田茂雄氏と帯津良一氏が現代人に必須の日常における心の持ち方、いのちのとらえ方を対談形式で平易に説く。

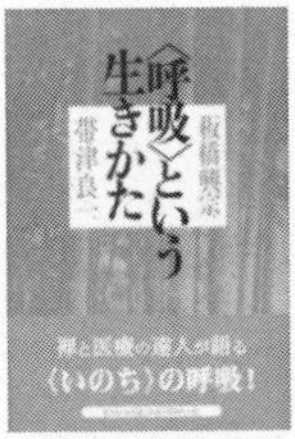

〈呼吸〉という生きかた
2003年7月刊
定価1785円（税込）
春秋社
板橋興宗・帯津良一共著

がん治療の第一人者と曹洞宗前管長が、自ら志した医療と禅という道の中で出会い極めた「丹田呼吸」の奥義を語る。

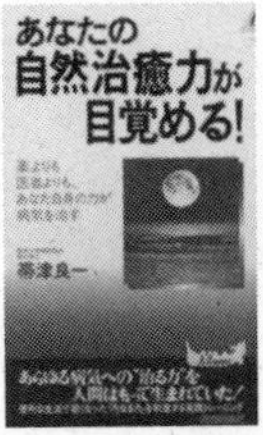

あなたの自然治癒力が目覚める！
2000年3月刊
定価914円（税込）
青春出版社
帯津良一著

自らを治す力（自然治癒力）を自分で鍛える。その方法を具体的に紹介している一冊。

岩田弘敏

HIROTOSHI IWATA

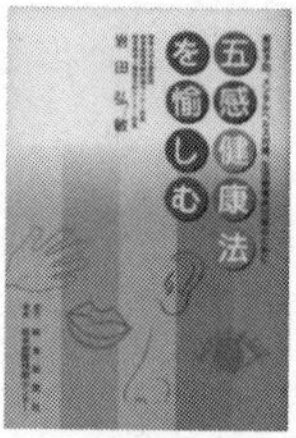

五感健康法を愉しむ

2004年9月刊
定価1300円（税込）
岐阜新聞社
岩田弘敏著

五感健康法とは五感を通しての健康法であるが、一人ではなく、みんなでする、みんなで愉しむ、五感を働かす、手足やからだを動かすが原則だという。この健康法の愉しみ方を具体的に解説し、ガイドライン的に書かれた1冊。

黒丸尊治

TAKAHARU KUROMARU

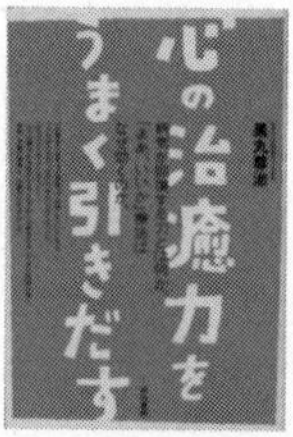

心の治癒力をうまく引きだす

2004年4月刊
定価1890円（税込）
築地書館
黒丸尊治著

がんという診断がついた段階から死に至るすべての段階で緩和ケアが必要であるという観点から緩和医療に取り組み、心の治癒力を活性化することで多くの患者を治してきた著者の診断、治療の実情と、治癒力の引き出し方を紹介。

昇幹夫

MIKIO NOBORI

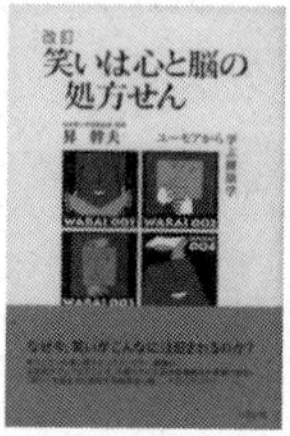

笑いは心と脳の処方せん

2003年10月刊
定価1400円（税込）
リヨン社
昇幹夫著

パートタイムの産婦人科医師としての診療をしながら、日本笑い学会副会長として全国で講演活動中の自称「健康法師」昇氏が、クヨクヨするも一生、ケラケラするも一生、そして、笑うことは楽しく長生きをする秘訣と説く。大阪ミナミの吉本新喜劇の大実験など笑いの医学的効用を研究した成果を明かす。

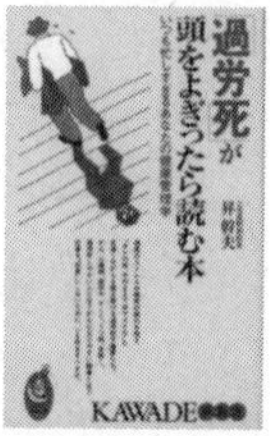

「過労死」が頭をよぎったら読む本

2000年3月刊
定価700円（税込）
河出書房新社
昇幹夫著

笑いと健康に関する著書を多数手がけた著者から忙しすぎる人へ向けての健康管理学。過度のストレスや極度の疲れを抱えていることを自覚しながらも働き続ける過労死予備軍たちに、人生は一億点満点、0点と満点の差は誤差範囲、人生いつだってこれから、今からだと説き、今、何をすべきかを提案する1冊。

グロッセ世津子

SETSUKO GROSSE

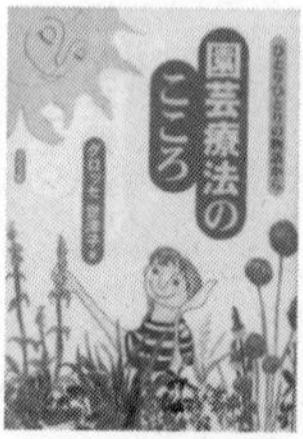

園芸療法のこころ

2003年7月刊
定価1680円（税込）
ぶどう社
グロッセ世津子著

表面的な差異に惑わされず「生きたがっているいのち」を見つめるまなざしを持ち続けたいという著書が、園芸療法を通して数多くの人に出会い、様々な人の物語に触れ、人との出会いから学んでいったことを書き綴った一冊。

佐々木薫

KAORU SASAKI

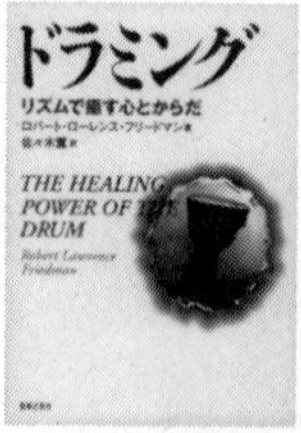

ドラミング

2003年3月刊
定価2100円（税込）
音楽之友社
ロバート・ローレンス・フリードマン著　佐々木薫訳

仕事や家庭環境でストレスを抱える大人たち、心が不安定な思春期の子供たち、日常環境に様々な悩みを抱えるすべての人に様々な具体例を盛り込みながら、代替療法としてのハンド・ドラムが持つ〝癒しの力〟を解き明かす。

大村祐子
YUKO OMURA

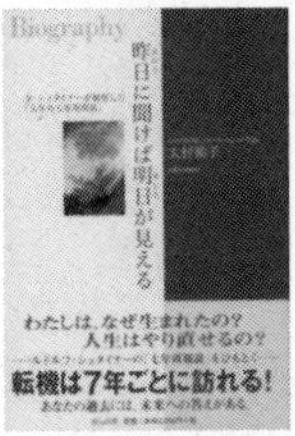

人生の七年周期とは？　なぜ生まれたのか、運命は変えられるのか、の答えが見つかる書。

昨日に聞けば明日が見える
2003年8月刊
定価2310円（税込）
ほんの木
大村祐子著

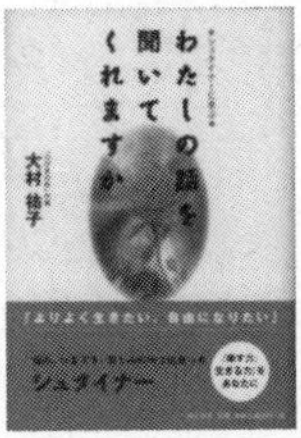

アメリカのシュタイナーカレッジで学んだ11年間の記録。シュタイナー思想の入門エッセイ。

わたしの話を聞いてくれますか
1999年3月刊
定価2100円（税込）
ほんの木
大村祐子著

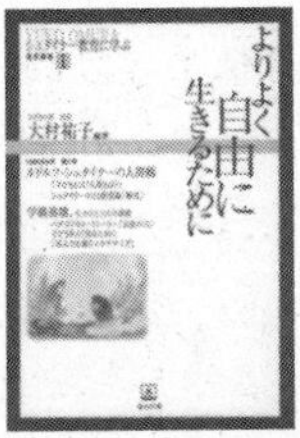

シュタイナー教育を自らの体験から書き綴ったブックレット。1期から3期までの全18冊。

シュタイナー教育に学ぶ通信講座
1999年6月～2002年7月刊
定価1050円～1470円（税込）
ほんの木
大村祐子著

はせくら みゆき
MIYUKI HASEKURA

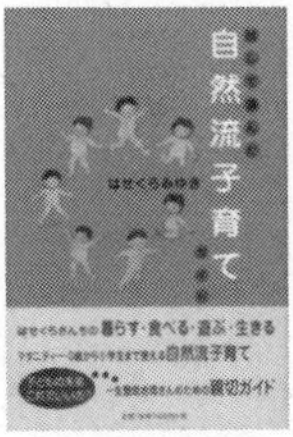

3人の男の子を子育て中の一生懸命なお母さんが、自らの実体験をまとめた生活エッセイ。わかり易くて実用的。誰でもできる、困った時に役立つガイドブック。暮らす、食べる、遊ぶ、生きる、自然療法の5つのテーマで構成。

試して選んだ自然流子育てガイド
1999年9月刊
定価1470円（税込）
ほんの木
はせくらみゆき著

南 研子
KENKO MINAMI

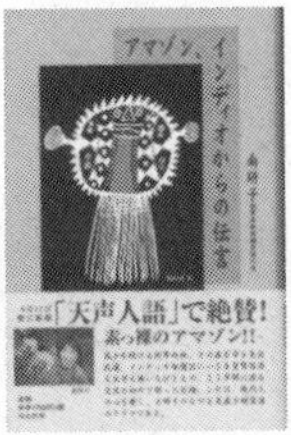

著者が毎年訪問している、インディオ支援NGOの実話。貨幣も文字もないアマゾン、インディオの人々の暮らしから癒しと文明の本質が見えてくる。疲れた日常生活を元気づけ、新たな希望が湧いてくる一冊。「天声人語」で絶賛。

アマゾン、インディオからの伝言
2000年4月刊
定価1785円（税込）
ほんの木
南研子著

以上の本は、ほんの木で購入できます

お近くの書店で在庫があればお求めになれますが、各社の本を一度にお買いになる場合、小社「ほんの木」の通信販売が大変便利です。送料は、定価1260円（税込）以上の小社の本を1冊でも同時にお買い上げになると無料です。また、お支払いは宅配代引き、または郵便振込前払いでお願いします。

詳しくは、左記をごらん下さい。

■ご注文方法■

〈ご注文・お問合せ〉
（電話）03-3291-3011（月～金9：00～7：00、土～5：00）
（FAX）03-3291-3030（24時間）
（Eメール）info@honnoki.co.jp
http://www.honnoki.co.jp/
〒101-0054 東京都千代田区神田錦町3-21三錦ビル ほんの木 書籍係
（郵便振替）00120-4-251523（加入者）ほんの木
（送料）1回のご注文が10500円（税込）未満の方は368円（税込）がかかります。
（代引手数料）1回のご注文が5250円（税込）以上は無料、5250円以下は210円（税込）がかかります。離島、国外へは別途送料がかかります。

読者の皆様と編集部で作るページ

編集部にお便りをお送り下さった読者の皆様、ありがとうございます。ご自身の体験談、内容についてのご意見、また、自然治癒力・免疫力について各地で活動している会の情報、さらに講演会・イベント案内など様々なお便りが届きました。これからも、たくさんのお便り、ぜひお寄せください！

● 『自然治癒力を高める講座』を読みました。一度にこれだけの多くの専門家の話を読めて、頭の中も整理されました。上野圭一さんの話で、はじめて鍼や灸がしいたげられてきたことを知りました。田中美津さんの話で、冷えは本当に恐ろしいとわかりました。

20代前半まで、厚着をするのは体を甘やかせるからいけないと思っていました。今は夏でも靴下はかかせません。子供は裸足の方がいいと聞きますが、いつ頃まで薄着・裸足がいいのでしょうか。娘は3歳、1歳ですが、まだ靴下大嫌い、夜はふとんを蹴りはいで体が冷たくなって寝ています。ふとんをかけると起きてしまうので、寒がってて泣くまでそのままにしていますが…。

ホメオパシーを私も少し勉強しています。海外ではよく知られていると聞きつびっくりしました。友人に「こんな薬あるけど…」とレメディーを見せるとあやし気に思われるので、日本でも早くメジャーになるといいです。食の話も興味を持って読みました。それぞれ、なるほどと思いましたが、結局体が欲するものをよく噛んで楽しくいただく（これができないので心がけたいと思います）のが一番なのですね。

子供2人が早食い、丸のみでどうしたらいいのでしょう。つられて私もあわただしく立ったまま口にかきこんでいます。「食物に感謝しながら味わって食べたいなぁ」と思うけれど…。牛乳の話はどうなのでしょうか。私の中ではやっぱり牛乳は避けたいと思っているのですが子供は牛乳が好きです。今は嗜好品として考え、月3リットルくらいまでOKということにしています。

南研子さんのエッセイも、小川康さん、鈴木ゆみさんの手記には驚いてしまいました。私もどう死ぬかを自分の中でも少し考えていきたいと思いました。

若い頃は体力にモノいわせて気合いで「やればできる」とばかりにつき進んできましたが、子供を育てていると、何でも自分の思うようにはならないんだと気付かされ、子供を受け入れありのままの自分も受け入れ、柔軟な心が自分の体の状態を感じ、まわりを感じ感謝の気持ちへと連なっていくのかなぁと思います。

日々闘いのような毎日ですが、時折、自分自身を振り返っていきたいです。次号も楽しみにしています。

〈長野県南安曇郡　小川一恵〉
〈豆乳はどうですか？　編集部〉

● 3か月前のある日曜日に血尿が出て「ガンかもしれない」と不安になりました。大きな病院に行って検査というベルトコンベアーに乗るのも絶対にいやだったので、さんざん思案して翌日、会社の診療所に行っ

■芳泉は、小社のオリジナル漢方入浴剤です。ご連絡いただければサンプルをお送りいたします。
連絡先：ほんの木編集部〔TEL〕03-3291-3011〔FAX〕03-3295-1080〔メール〕info@honnoki.co.jp

て尿検査をしてもらったところ、悪性ではなくひと安心でしたが大事をとって人間ドックを受診することにしました。

ドックに行った時、安保徹先生が説いている「白血球の顆粒球とリンパ球の比率」をみてもらおうと思っていたので検査をお願いしました。そのような検査をする人はめずらしく価格をたずねても即答できず、少し時間をおいて「1500円です」と言われ、この値段ならとお願いしました。

検査の結果は顆粒球68％、リンパ球24％、単球8％でした。完全な顆粒球人間であることがわかり、「リンパ球をあげなければ」と電車を待つ時に「爪もみ」をしたり「深呼吸」をしたり「くよくよしない」よ
うにして、リンパ球を増やすようにしています。この自然治癒力の講座をはじめてからら玄米食に切り替え、肉、牛乳、卵、油物をできるだけ食べないようにしていますので、2年前の人間ドックの値よりすべてよくなっていましたが、検査の前日友達と大喧嘩をしたので血圧が高かったのもまさに生き方です。

この「講座」で生活と健康との関わりが

わかるようになったので、日々の生活の中で歪み、偏りを調整できるようになりました。

（横浜市　中谷直子）

●鈴木ゆみさんの体験談を読んで体がガンから解放される過程、またガンと共生していることがわかりました。私も、もし「ガン」と診断されても手術や化学療法、抗がん剤を安易に選択せずに代替療法を重要な選択肢にしようと考えています。

「玄米正食にすると好転反応がでる」ということも知りたかったので、第4号に書かれている玄米正食の効果としての「痒み」はぐんぐん吸い込まれるように読み、壮絶な「痒みの体験」を読んで、治るとはこういうことなんだと知りました。

自然に戻ること、自然から癒されることをこの「自然治癒力の講座」から学びました。ありがとうございました。第2期も楽しみにしています。たくさんの人が健康になるように、たくさんの人の読んでもらいたい本です。いつもチラシをバッグにしのばせてまわりの人にもすすめています。

（千葉市　斉藤ともみ）

■自然治癒力・免疫力などに関する講演会・イベントをお知らせ下さい

今後、各地の講演会・イベントの情報や活動している団体のご紹介も企画していますので、資料や情報をお寄せ下さい。

■体験談、ご意見をお寄せ下さい

病気克服談、体験記等、400字〜800字ぐらいでお書きいただき、ファックス、メール、又はご郵送ください。採用の方には、小社の漢方入浴剤「芳泉」お試しセットを御礼にお送りいたします。

■チラシ配布にご協力下さい

いつもチラシ配布にご協力いただいている皆様ありがとうございます。小社は小さな出版社で満足にお力で広告も打てません。読者の皆様のお力でチラシをご友人、知人、講演会などでお配りいただけないでしょうか。

また、お知り合いや地域で、購読をおすすめいただけないでしょうか。ご協力いただける方には、小社の漢方入浴剤「芳泉」お試しセットを御礼にお送りいたします。

■イベントや講演会の会場で、本書の販売（小社から卸します）やチラシの配布にもご協力下さい。
連絡先：ほんの木編集部〔TEL〕03-3291-3011〔FAX〕03-3295-1080〔メール〕info@honnoki.co.jp

編集後記

▼自殺者、5年連続3万人台という社会に危惧して今号では、大村祐子さんに「希望と勇気を持つために」というテーマで特別寄稿をお願いしました。大村さんは、ひびきの村ミカエル・カレッジ（北海道伊達市）で人智学（シュタイナー思想）を伝え、さらにそこで学ぶ仲間たちが、癒されつつ生きているという姿を見て確信を持って語ってくれました。ほんの木では、大村さんの「エッセイ」や「シュタイナー教育に学ぶ通信講座」等の書籍も出版しています。興味や関心を持たれた方はぜひこちらをお読み下さい。（高橋）

▼ストレスとうつ、時代のせいでしょうか。ものすごい数の人が苦しんでいます。第5号、2年めは、「心の自然治癒力」を緊急テーマとして特集を組みました。一人でも多くの悩みを持つ方々に読んでいただければと考え、多様な角度からアプローチをした次第です。「五感健康法」は高齢の方々に特に効果大のようですが、「ストレス、うつ」にも十分に活用可能と考え、記事に展開をさせていただきました。大きなヒントのある捉え方だと私は思っています。（柴田）

編集部への「ご意見・お問合せ」は下記まで
TEL 03-3291-3011　FAX 03-3295-1080　Eメール　info@honnoki.co.jp
〒101-0054 東京都千代田区神田錦町3-21三錦ビル（株）ほんの木

自然治癒力を高める連続講座5

心の自然治癒力

第5号
2004年10月30日　第1刷発行
2008年3月11日　第3刷発行

出版プロデュース　柴田敬三
企画　（株）パンクリエイティブ
発行人・編集人　高橋利直
発売　（株）ほんの木
〒101-0054
東京都千代田区神田錦町3-21　三錦ビル
TEL 03-3291-3011
FAX 03-3291-3030
Eメール　info@honnoki.co.jp

Printed in Japan
郵便振替口座　00120-4-251523
加入者名　（株）ほんの木
印刷所　中央精版印刷（株）
ISBN978-4-7752-0021-6　C0030

デザイン　GRACE. inc
表紙アート　はせくらみゆき（アートセラピスト）
本文イラスト　今井久恵
取材・文　矢崎栄司・清水直子・久保寺岳・
柴田敬三・高橋利直
編集　（株）ほんの木
編集協力　橋本光司・岡田直子・百名志保子